全国高等医药院校医学检验技术专业特色教材

供医学检验技术专业用

U0292429

临床脱落细胞
检验形态学实验指导

主　审　李新岳

主　编　代　洪　范俊丽　李林海

副主编　杨再林　刘　文　高海燕　刘首明

编　委（按姓氏笔画排序）

马　丽　广东医科大学

卢卫国　广州中医药大学第一附属医院

代　洪　湖南师范大学医学院

吕长坤　商丘医学高等专科学校

乔凤伶　成都中医药大学

刘　文　川北医学院

刘首明　广州中医药大学附属清远中医院

齐莹莹　河南中医药大学第五临床医学院

闫立志　南方医科大学南方医院

孙玉鸿　佳木斯大学附属第一医院

李　锐　湖南医药学院第一附属医院（兼任编写秘书）

李林海　清远市人民医院

李国平　福建医科大学附属第一医院

李艳雯　深圳市龙华区妇幼保健院

李晓强　太和医院

杨再林　重庆大学附属肿瘤医院

宋　蔷　湖南医药学院第一附属医院

张王林　中山大学肿瘤防治中心

陈　宇　湖南师范大学医学院

陈丽惠　平潭综合实验区医院

陈海生　佛山大学医学院

范俊丽　武汉大学中南医院

罗庆新　佛山大学附属口腔医院

罗星星　佛山市第一人民医院

胡　晶　重庆医科大学

茹进伟　乐昌市人民医院

高　洋　包头市肿瘤医院

高海燕　哈尔滨医科大学附属第六医院

曹　科　汕头大学深圳儿科临床学院

　　　　（兼任编写秘书）

龚道元　佛山大学医学院

康丽霞　新乡医学院第三附属医院

葛晓军　遵义医科大学第二附属医院

董欣洁　吉林大学白求恩第一医院

谢春艳　韶关市中医院

人民卫生出版社

·北 京·

图书在版编目（CIP）数据

临床脱落细胞检验形态学实验指导 / 代洪，范俊丽，李林海主编. -- 北京：人民卫生出版社，2024.7.
ISBN 978-7-117-36476-8

I. R446.8-33

中国国家版本馆 CIP 数据核字第 2024G98R54 号

| 人卫智网 | www.ipmph.com | 医学教育、学术、考试、健康，购书智慧智能综合服务平台 |
| 人卫官网 | www.pmph.com | 人卫官方资讯发布平台 |

临床脱落细胞检验形态学实验指导
Linchuang Tuoluo Xibao Jianyan Xingtaixue Shiyan Zhidao

主　　编：代　洪　范俊丽　李林海
出版发行：人民卫生出版社（中继线 010-59780011）
地　　址：北京市朝阳区潘家园南里 19 号
邮　　编：100021
E - mail：pmph @ pmph.com
购书热线：010-59787592　010-59787584　010-65264830
印　　刷：中煤(北京)印务有限公司
经　　销：新华书店
开　　本：889×1194　1/16　印张：8
字　　数：231 千字
版　　次：2024 年 7 月第 1 版
印　　次：2024 年 10 月第 1 次印刷
标准书号：ISBN 978-7-117-36476-8
定　　价：59.00 元

打击盗版举报电话：010-59787491　E-mail：WQ @ pmph.com
质量问题联系电话：010-59787234　E-mail：zhiliang @ pmph.com
数字融合服务电话：4001118166　E-mail：zengzhi @ pmph.com

前　言

　　临床脱落细胞学检验是癌症早期诊断的有效手段，具有安全、简便、迅速、准确、经济、节省人力物力的优点。本实验指导从国内医学实情出发，紧密结合检验专业发展的需求，重点培养学生良性细胞与恶性细胞形态学的鉴别能力，是《临床脱落细胞检验形态学》的配套实验教材。

　　本教材包括 33 个实验，内容分为临床脱落细胞学检验基本技术，浆膜腔积液脱落细胞形态学实验，脑脊液脱落细胞形态学实验，尿液脱落细胞形态学实验，乳头溢液脱落细胞形态学实验，痰液、刷片及灌洗液脱落细胞形态学实验，子宫颈脱落细胞形态学实验，细针吸取脱落细胞形态学实验及临床脱落细胞学检验新技术。各校可根据自身条件、要求的不同进行取舍和组合，建议实验教学时数为20 ～ 40 学时。

　　本书有以下特点：①注重基础知识和技能的训练，从涂片制备具体步骤到细胞形态学特征，力求详细具体、方便教学；②加强有临床应用价值或应用前景的技术及项目的介绍，如流式细胞周期和肿瘤细胞 DNA 倍体分析、计算机自动阅片系统、免疫细胞化学染色等；③增加了有彩色附图的检查报告单，与临床实践密切结合；④内容丰富、通俗易懂，坚持理论联系实际和少而精的原则，力求语言精练易懂，体现专业特色。

　　本教材内容丰富，且与临床紧密衔接，可供医学检验技术专业师生使用，同时也可作为各医院临床检验工作者、临床医生、医院病理科、细胞室及其他细胞学检查专业人员和防癌普查工作者的工具书使用。

　　本教材能顺利出版，首先要感谢人民卫生出版社的大力支持与精心策划指导，感谢各位编委的辛苦付出。尽管全体编者不断努力，但由于水平和经验有限，本实验指导难免存在疏漏和不足。殷切期望各位专家、读者给以批评指正，以便今后进一步修订和完善。

本书编委会

2023 年 8 月

目　录

第一章

临床脱落细胞学检验基本技术

临床脱落细胞形态学检验常用的基本技术包括标本采集与涂片技术、涂片固定与染色技术、显微镜检查技术等，其他辅助技术主要包括免疫组织（细胞）化学技术、分子病理技术、流式细胞技术等。这些技术对良恶性疾病的诊断、鉴别及疗效观察具有重要价值。

实验一　临床脱落细胞涂片制备

【实验目的】

掌握常见脱落细胞及细针穿刺标本涂片制备的方法。

【实验原理】

临床脱落细胞标本可以采用手工制片、细胞离心涂片机制片或者液基薄层制片机制片；细针穿刺黏液标本一般采用手工制片。

1. 手工制片　取标本或其离心沉淀物于载玻片上，手工推片或者涂片，再固定染色。

2. 细胞离心涂片机制片　取标本（或含有细胞保存液标本）或其离心后沉淀物于垂直细胞离心涂片机细胞收集器中，边离心，滤纸膜边吸附标本中的水分，细胞在离心力作用下均匀转送分布到载玻片上，再固定染色。

3. 液基薄层制片机制片　液基制片技术有液基膜过滤薄层制片技术和液基离心沉淀薄层制片技术。

（1）液基膜过滤薄层制片技术：取含有细胞保存液标本，采用轻微负压作用于滤膜上，细胞随负压收集在滤膜表面上，仪器自动把收集的细胞转移到载玻片上（通过负压、玻璃的静电作用），制成均匀薄层涂片。

（2）液基离心沉淀薄层制片技术：将标本移入盛有比重液的离心管中进行梯度离心，有诊断价值的细胞富聚于试管底部，通过仪器将混匀后的细胞液转移到固定有黏附剂的沉降管中，在沉降管中的细胞由于自然重力的作用，沉降并黏附在载玻片上。

【实验器材】

1. 仪器　低速离心机、细胞离心涂片机 / 液基薄层制片机 / 离心沉淀式薄层制片机。

2. 器材　载玻片、推玻片、滴管等。

【实验试剂】

1. 黏附剂　用于蛋白含量少、黏附力差的液体标本。

（1）Mayer 清蛋白黏附剂，购买商品化产品或自行配制。配制方法：将新鲜蛋清（或 1g 清蛋白加 20ml 蒸馏水）和纯甘油按 1∶1 充分搅拌混合，在 55 ～ 58℃条件下用粗滤纸过滤，最后加入少量麝

1

香草酚或樟脑等防霉剂，装入试剂瓶中，4℃贮存。

（2）明胶铬明矾黏附剂：明胶 1.0g，铬明矾 0.1g，溶解于 100ml 蒸馏水中，再加入 10% 麝香草酚溶液 1ml。

（3）多聚赖氨酸黏附液：商品化 0.1% 多聚赖氨酸贮存液，用去离子水按 1∶10 稀释，多用于科研实验。

（4）ShakLee Basic H 和 Surgipath Sta-On 混合黏附剂：商品化 ShakLee Basic H 和 Surgipath Sta-On 按 1∶9 混合为贮存液，该贮存液可至少保存 1 年，使用时将贮存液 20ml 加入 480ml 去离子水中，可保存 1 周。

2. 固定液

（1）95% 乙醇。

（2）乙醚乙醇固定液：乙醚、乙醇按 1∶1 比例混合，每 1 000ml 加入冰乙酸 10ml。

（3）Carnoy 固定液（用于含血多的标本）：由 95% 乙醇 60ml、氯仿 30ml 和冰乙酸 10ml 组成。

（4）Saccomanno 固定液（用于痰标本固定，多用于痰细胞 DNA 提取）：由蒸馏水 434ml、95% 乙醇 526ml 和聚乙二醇 1540 贮存液 40ml 组成。

前面 2 种是细胞病理标本常规涂片固定液，任选其中 1 种即可，血性标本、细胞特殊检查标本则根据需求，可以选择相应的固定液。

3. 黏液液化剂　二硫苏糖醇（DTT）溶液，由 0.2% DTT 2g、60% 乙醇 600ml、3% 聚乙二醇贮存液 60ml、蒸馏水 340ml 组成。

【实验标本】

各类脱落细胞或细针穿刺标本。

【实验操作】

1. 手工制片

（1）涂片制备

1）脱落细胞标本：①离心，将液体标本 1 500～2 000r/min 离心 5～10min，尽可能除净上清液，将沉淀物混匀。②涂片制片，取离心混匀后沉淀物，采用手工推片或者吸管涂抹法制片 2～3 张，标记患者信息。推片法同外周血涂片制备方法。吸管涂抹法是将吸出的标本滴在玻片一端，用吸管将其均匀摊开。

2）细针穿刺标本：将细针穿刺标本放于载玻片上，采用直接推片或者吸管涂抹法。

（2）固定

1）干固定：液体标本涂片制备后，可手持玻片快速挥动，自然干燥后备用，此法适用于瑞-吉染色。

2）湿固定：液体标本涂片制备后，待其潮干时，即刻浸入固定液中，固定 15min；非液体标本制片后直接浸入固定液中，固定 30min，取出涂片浸入蒸馏水数秒备用，此法适用于巴氏或 HE 染色。

2. 细胞离心涂片机制片

（1）涂片制备：①细胞收集器和载玻片准备，将载玻片和配套滤纸完全重合，在细胞收集器上安装好载玻片和吸水滤纸。②加标本，加入液体标本约 0.5ml 于细胞收集器中。③将安装好载玻片和吸水滤纸的细胞收集器放入转子中。④离心制片，800～1 000r/min 离心 5～10min，取出涂片。

（2）固定：同手工制片，进行干固定或者湿固定。

3. 液基薄层制片

（1）涂片制备

1）液基膜过滤薄层制片技术：不同仪器、不同标本涂片制备方法有不同，一般包括以下几个步骤。①混匀：在细胞标本瓶内置入一个顶端有过滤膜的过滤器，并一起置于机器上；机轴带动过滤器在瓶内自转，促使液体旋动，以分散黏液，混匀细胞，但真正的细胞簇却保持完整无损。②细胞收集：细胞混匀后，过滤器停止转动，负压管开始抽吸，液体从过滤膜进入过滤器。细胞附在过滤膜的外表面。当过滤膜上的细胞密度合适时，机器停止过滤。然后过滤器就会从细胞瓶中自动移出，稍倾斜，把滤液回抽到废液瓶中。③细胞转移、制片：当过滤膜被细胞覆盖后，过滤器自动提起并翻转180°，与其上方预置的载玻片相对，依靠过滤器内微弱的正压和玻片的静电作用，以及细胞的自然吸附性，过滤膜上的细胞被转送到载玻片上。一旦转送完成，玻片就与滤膜分开，自动放入固定液容器中。

2）液基离心沉淀薄层制片技术：不同仪器、不同标本涂片制备方法有不同，一般包括以下几个步骤。①混匀：液体标本或者离心后沉淀物转入含有比重液的离心管中混匀。②梯度离心，收集细胞：按仪器操作流程进行梯度离心，除去样本中细胞碎片、黏液、过多的炎细胞和血细胞，有诊断价值的细胞富集于试管底部。③沉降细胞，制片：试管底部的细胞经机械手装置重新悬浮混匀，并被转移到沉降管中。沉降管由一定直径（约1.3cm）的塑料环围成，由金属夹将其固定于涂有黏附剂的载玻片上。在沉降管中的细胞由于自然重力作用而沉降并黏附在玻片上，形成均匀薄层涂片。

（2）固定：同手工制片，进行干固定或者湿固定。

【注意事项】

1. 标本采集

（1）采集容器：采集标本的容器最好是符合要求的专用容器，并粘贴有标本类型、采集时间及患者姓名、住院号或门诊号等信息。

（2）标本采集方法：由患者或者临床医生采集有代表性的标本，采集量要足够。

（3）标本保存：如进行液基细胞检查，可以将采集的标本立即转移到液体保养瓶中，混匀。

2. 标本运送与接收

（1）标本运送：标本采集后要立即送检，尽快涂片固定染色。如不能立即送检，应根据具体标本类型采用冷藏等方法保存。

（2）标本接收：标本接收时须核对标本信息、标本留取时间、患者条形码等。观察标本量是否符合要求，观察标本颜色、性状，以及其他特殊要求是否满足；对于不合格标本，执行标本拒收程序或让步检验。

3. 标本处理

根据各具体标本情况可采用消化液消化、离心等方法处理标本，但标本处理方法应适当，不要破坏待检查细胞。如液体标本离心速度不宜太快、时间不宜过长，以免人为造成细胞聚积成团甚至破坏，不利于染色和形态观察。

4. 涂片制备

（1）载玻片处理：缺乏蛋白质的液体标本，为防止涂片后标本脱落，可先在玻片上涂蛋白黏着剂后再涂标本。

（2）制备涂片评价：制备方法适当、良好的涂片应具有以下特征。①细胞固定良好，染色后细胞核、细胞质及细胞团结构清晰。②含大量有效上皮细胞成分，背景细胞和黏液成分少。③若含有不典型细胞，无论细胞多少，应属于合格涂片。

• 思考题 •

1. 液基膜过滤薄层制片技术和液基离心沉淀薄层制片技术的制片原理是什么？

2. 一张制备的涂片染色后，如何评价制片及染色的效果？

（范俊丽　李林海）

实验二　瑞 - 吉染色

【实验目的】

掌握瑞 - 吉染色原理、操作流程、各细胞及各成分染色特点及注意事项。

【实验原理】

瑞 - 吉染液由碱性染料亚甲蓝、天青 B 和酸性染料伊红溶解于甲醇制成。染色既有物理作用又有化学亲和力作用。物理作用包括渗透、吸附、沉淀作用。各类细胞和细胞的各种成分化学性质不同。在 pH6.4 ～ 6.8 情况下,细胞内带负电荷的物质(如核内 DNA、RNA 及嗜碱性颗粒等)与带正电荷的亚甲蓝、天青等碱性阳离子染料结合,染成蓝色。细胞内蛋白质是两性物质,不同蛋白质等电点不同,在一定 pH 环境中具有不同的与嗜酸性或嗜碱性染料结合的倾向,出现着色差异。如血红蛋白、嗜酸性颗粒等带正电荷,与带负电荷的伊红等酸性阴离子染料结合,染成红色;嗜中性颗粒呈等电点状态,可以同时与亚甲蓝和伊红结合,染成紫红色。在染色后,同一张标本上可以看到不同的着色,从而区分各种细胞。甲醇除了使染料解离成带不同电荷的染色基团外,还具有强大的脱水能力,可以固定细胞,使蛋白质沉淀为颗粒状、网状等结构,增加细胞与染料的表面积,加强染料的吸附作用。

瑞氏染色对细胞质内的颗粒染色效果好。吉姆萨染料提高了噻嗪类染料(亚甲蓝、天青)亚甲蓝的质量,加强了天青的作用,对细胞核结构和寄生虫着色较好,使细胞核的结构更清晰,但细胞质和颗粒着色略差。

【实验器材】

染色架、记号笔等。

【实验试剂】

1. 瑞 - 吉复合染液　取瑞氏染粉 1g、吉姆萨染粉 0.3g,置于洁净研钵中,加少量甲醇(分析纯),研磨片刻,吸出上层染液。再加少量甲醇继续研磨,再吸出上层染液。如此连续几次,共用甲醇 500ml。收集于棕色玻璃瓶中,每天早、晚各振摇 3min,共 5d,以后存放一周即能使用。

2. 磷酸盐缓冲液(pH 6.4 ～ 6.8)　无水磷酸二氢钾 6.64g、无水磷酸氢二钠 2.56g,加蒸馏水溶解,加磷酸盐调 pH,加蒸馏水至 1 000ml。

【实验标本】

脱落细胞涂片或细针穿刺标本细胞涂片。

【实验操作】

1. 固定　涂片制备好后立即将涂片在空气中摇动,进行干燥固定。

2. 标记或贴条形码　在载玻片的一端用记号笔标记或者贴患者条形码。

3. 染色

(1)加染色液:滴加瑞 - 吉复合染液于涂片上,覆盖全片,染色 1min。

(2)加缓冲液:加等量磷酸盐缓冲液,混匀,室温染色 5 ～ 10min。

4. 冲洗　用流水冲洗染液,待干。

【染色结果】

标本经瑞 - 吉染色后,各细胞成分染色情况见表 1-1。

表 1-1　瑞 - 吉染色后成熟血细胞及上皮细胞染色结果

细胞	形态大小	细胞质	细胞核	染色质
中性分叶核粒细胞	圆形或卵圆形,直径 10 ~ 15μm	粉红色,颗粒细小、量多、均匀分布、呈紫红色	分 2 ~ 5 叶,以 3 叶核为主	聚集粗糙,呈深紫红色
嗜酸性粒细胞	圆形或卵圆形,直径 13 ~ 15μm	着色浅或不清,颗粒为橘红色、球形、粗大、大小均一、排列紧密整齐、充满胞质	多分 2 叶,眼镜形	致密粗糙,块状、深紫红色
嗜碱性粒细胞	圆形或卵圆形,直径 10 ~ 12μm	着色不清,颗粒为紫黑色、粗大、大小不均、量少、排列凌乱、可盖于核上	因颗粒遮盖而胞核不清晰	聚集粗糙,深紫红色
淋巴细胞	圆形或椭圆形,小淋巴细胞直径 6 ~ 10μm,大淋巴细胞直径 12 ~ 16μm	透明、淡蓝色,小淋巴细胞多无颗粒,大淋巴细胞可有少量粗大、不均匀紫红色颗粒	圆形、椭圆形、肾形,有时可见核凹陷或轻度切迹,核外缘光滑	致密成块,深紫红色
单核细胞	圆形、椭圆形或不规则形,直径 12 ~ 20μm	灰蓝色或灰红色,可见灰尘样细小颗粒,可见少量空泡	呈肾形、马蹄形或扭曲折叠不规则形,立体感强	疏松网状,紫红色,有膨胀和立体起伏感
鳞状表层上皮细胞	表层细胞呈钝角多边形,早期可呈圆形或卵圆形,形状不规则,大小不等,细胞边缘有卷折	胞质薄而透明,含有透明角质颗粒,角化前细胞胞质呈灰蓝色,角化细胞胞质呈淡红色,过度角化细胞胞质呈红色	角化前细胞核同底层细胞大小,圆形、椭圆形或圆梭形。角化前细胞核质比为 1:(3 ~ 5);不全角化细胞核缩小,呈固缩状小圆形,核周可见白晕,核质比约为 1:5 或更小;完全角化细胞核消失	角化前细胞核染色质较均匀,呈细颗粒状;不全角化细胞核染色质浓集、深染
鳞状中层上皮细胞	细胞形态多样,呈圆形、圆而带角、菱形、多边形等	呈灰蓝色	核较小,圆形;核质比为 1:(2 ~ 3)	同底层细胞染色质
鳞状底层上皮细胞	细胞呈圆形、卵圆形,大小不一	呈灰蓝色	圆形或椭圆形,居中或略偏位,核质比为 1:(0.5 ~ 2)	疏松,均匀细颗粒状

续表

细胞	形态大小	细胞质	细胞核	染色质
纤毛柱状上皮细胞	细胞呈圆锥形,顶端宽平,有纤毛,底部尖细像豆芽根,有高柱状和低柱状之分	灰蓝色,上端为淡紫色,表面纤毛呈淡粉红色。近核的上端有一浅色区,相当于电镜下高尔基体	椭圆形或圆形,直径大小与底层细胞相似,核位于细胞中下部,顺长轴排列,核仁1～2个,核边两侧常与细胞边界重合	呈细致均匀的颗粒状,着淡紫红色至深紫红色
黏液柱状上皮细胞	细胞较纤毛柱状上皮细胞肥大,呈圆柱形或卵圆形、锥形,在细胞底部有时可见一"锥尖"	因富含黏液,故染色淡而透明,有时胞质内有巨大黏液空泡	卵圆形,位于基底部,大小与纤毛柱状上皮细胞相似,可见小核仁,核有时被胞质空泡挤压至底部,呈月牙形	同纤毛柱状上皮细胞
储备细胞	胞体小,呈多角形、圆形或卵圆形,可成群或孤立散在	胞质少,呈嗜碱性	核较小,呈多角形、圆形或卵圆形,边界清楚,常见核仁	细颗粒状,分布均匀
正常间皮细胞	细胞与底层细胞大小相似,圆形或卵圆形	嗜碱性或弱嗜酸性,染蓝色或灰蓝色	圆形或卵圆形,居中,核质比为1:(1～2),偶见核仁1～2个	细颗粒状,分布均匀,紫红色

【注意事项】

1. 干燥 涂片充分干燥,否则染色时细胞易脱落。

2. 加染液与缓冲液 涂片应水平放置;加染液至刚好覆盖全部标本为宜,染液量要充足,以免蒸发后染料沉淀不易冲洗掉;加缓冲液后要充分混匀,染液与缓冲液两者比例适宜。稀释度越大,染色时间则越长,细胞着色均匀;反之,稀释度越小,则染色时间越短,其细胞着色较浓郁,但不鲜艳。

3. **染色时间** 与染液浓度、室温、有核细胞多少及种类有关。染液淡、室温低、有核细胞密度大、血膜厚,则染色时间长;反之,染色时间短。冲洗前可先在低倍镜下观察有核细胞是否着色,核与胞质是否分明。因此,染色时间应视具体情况而定,特别是更换新染料时必须试染,摸索最佳染色条件。

4. **染液冲洗** ①轻轻摇动玻片,让染液沉渣浮起,用流水冲去涂片上的染液,而不能先倒掉染液后再用流水冲洗,以免染料沉着于血膜上。②水流不宜太快,避免水流垂直冲到标本上,而导致标本脱落。③冲洗时间不能过长,以免脱色。④冲洗完后的标本应立即立于架上,防止剩余水分浸泡脱色。

5. **染色效果不佳的原因及解决办法** 涂片染色不佳的常见原因有:①染料沉积,有大小不等的染料渣沉积在标本上,使细胞内外都散在紫黑色大小不一的颗粒,无法进行形态检查。②染色偏红,红细胞和嗜酸性颗粒偏红,有核细胞呈蓝紫色或不着色,无法进行有核细胞形态检查。③染色偏碱,标本外观厚的部位呈绿色,镜下所有细胞呈灰蓝色,颗粒深暗,嗜酸性颗粒可染成暗褐色,甚至紫黑色或蓝色,中性颗粒偏粗、偏碱、染成紫黑色,造成细胞形态辨认错误。出现以上问题的可能原因及解决办法见表 1-2。

表 1-2　血涂片染色不佳的原因分析和解决办法

染色不佳	可能原因	解决办法
染料沉积	甲醇少,染液未过滤,玻片污染,加缓冲液时染液干涸或冲洗前染液干涸等	用甲醇或瑞氏染液冲洗 2 次,并立即用水冲掉,以免脱色
染色偏红	染液质量不佳,缓冲液偏酸,冲洗用水 pH 过低,冲洗时间过长等	换合格质量缓冲液,用蒸馏水冲洗,规范操作等
染色偏蓝	新玻片未用酸处理,缓冲液偏碱,血膜偏厚,染色时间长,冲洗用水的 pH 过高,冲洗时间过短等	换合格质量缓冲液;用含 1% 硼酸的 95% 乙醇溶液冲洗 2 次,再用中性蒸馏水冲洗等
染色偏深	染色时间过长,温度高,染液浓度高等	涂片干后,可用甲醇适当脱色,或用清水浸泡、冲洗脱色等
染色偏浅	染色时间过短,冲洗时间过长等	涂片干后,复染,先加缓冲液,再加染液
细胞核不着色	染色时间太短,冲洗用水的 pH 太低等	延长染色时间,更换冲洗用水等
蓝色背景	固定不当,血涂片未固定而储存过久,使用肝素抗凝血等	注意血涂片的固定,使用 EDTA 抗凝血

6. 标本保存　标本涂片后,应立即染色,否则蛋白质变性,使染色偏碱。未染的涂片保存时间不要超过 1 周。染色后的涂片,细胞颜色会逐渐变淡,需要时可重新复染,但复染效果不佳,因此,染色深的标本,保存时间相对要长些。

【临床应用】

用于外周血、骨髓细胞、脱落细胞涂片及细针穿刺吸取标本涂片细胞检查。

【方法学评价】

见 HE 染色。

—•思考题•—

1. 瑞 - 吉染色的原理、操作流程及注意事项是什么?
2. 血涂片染色效果不佳可能由哪些原因引起,如何解决?

（杨再林　范俊丽）

实验三　巴氏染色

【实验目的】

掌握巴氏染色的原理、操作流程、各细胞及各成分染色特点。

【实验原理】

细胞染色主要是通过物理的渗透、吸附、沉淀和化学的亲和作用,使细胞内各成分染成不同的颜色。细胞核的主要成分是 DNA,其等电点为 pH 1.5～2.0,当染液 pH > 2.0 时,核酸带负电荷,容易与带正电荷的碱性染料结合,染色呈紫蓝色,称为嗜碱性。天然苏木素染色力弱,需要被氧化变成苏木红才具有较弱的染色性,这种半氧化状态的苏木素所带阳离子电荷不强,必须与含铝金属媒染剂(铵明矾、钾明矾、铁明矾)结合,才能变成带强正电荷的氧化苏木素矾,牢固地与核酸结合,使细胞核着紫蓝色,且不易被醇、水洗脱。染色中由于苏木素是水溶液,标本应经由高浓度乙醇(固定液)到低浓度乙醇处理,逐渐入水。细胞质的主要成分是蛋白质,等电点约为 6.0,在不同 pH 环境中与不同染料结合。但是,在 pH < 4.0 时不再与染料阳离子结合,pH > 8.0 时不再与染料阴离子结合。伊红、亮绿、橘黄、俾士麦棕的发色部分均为阴离子,只能与蛋白质阳离子结合。因此,染色环境不能过酸或过碱。较"年轻"的细胞如底层鳞状上皮细胞的胞质中含较多核蛋白体,易与亮绿结合而呈绿色;成熟的细胞质中含核蛋白体较少,如红细胞、表层角化鳞状上皮细胞易与伊红结合,染红色;衰老的细胞如完全角化细胞,则与橘黄结合,呈橘黄色。加适量的磷钨酸媒染剂可增加染液的着色力。胞质染液溶剂是 95% 乙醇,须由低浓度到高浓度的乙醇处理,逐渐脱水,至完全无水。

【实验器材】

盖玻片、染液缸、镊子、记号笔等。

【实验试剂】

1. 苏木素染液　用于染细胞核。将 20g 研碎的硫酸铝钾(钾明矾)放入 1 000ml 容积的烧杯中,加入蒸馏水 200ml,加热使其完全溶解,当温度达到 90℃时,加入苏木素乙醇溶液 10ml(1.0g 苏木素溶解于 10ml 无水乙醇或 95% 乙醇中),随加随搅拌并迅速加热至沸,离开火源。再将 0.5g 黄色氧化汞粉末(将苏木素氧化为苏木精)徐徐加入其中,并随时搅拌,注意防止沸溢,继续加热,至溶液呈紫色为止。立即置于冷水中冷却,以免染液过度氧化变为棕色沉淀。次日过滤,置于棕色试剂瓶中备用。此为苏木素原液。此试剂可立即使用,也可存放数月或数年。用时将苏木素原液加等量蒸馏水混合后即可使用。配制时,在上述 200ml 染液中加入 2ml 冰乙酸,可以稳定苏木精基团、抗氧化,使细胞不易过染,减少沉淀形成。但如不加酸,在其他染料配合下,核着色较为鲜明。

2. 橘黄 G(Orange G, OG)染液　是一种单色染色剂,使角化细胞胞质染成橘黄色。子宫颈、阴道上皮中非正常角化细胞和角化型鳞癌细胞的胞质都可染成鲜艳的橘黄色。橘黄 G 是一种小分子染料,能够很快地作用于胞质,一般染色时间不宜过长,通常 1～2min,染料配制方法见表 1-3。配制后储存在深棕色瓶子中,使用前过滤。

表 1-3　橘黄 G 染液配制方法

成分	改良 OG	OG-6
10% 橘黄 G*/ml	20	50
95% 乙醇 /ml	980	950
磷钨酸 /g	0.15	0.15

注：10g 橘黄 G 染料溶解于 100ml 蒸馏水中，贮存于棕色瓶内，过滤后使用。

3. 伊红乙醇（eosin-alcohol, EA）染液　是一种复合染色剂，由伊红 Y、亮绿、俾士麦棕三种成分组成。其中伊红可将表层鳞状上皮细胞胞质、腺上皮核仁、细胞纤毛染成粉红色；亮绿可将代谢较活跃的细胞（如基底细胞、中层鳞状上皮细胞、柱状细胞等）胞质染成蓝绿色。俾士麦棕为盐基性染料，能与细胞质中带相反电荷的蛋白质结合，从而染出鲜艳的结构。其余组分作用同橘黄染液。EA 染液配制方法见表 1-4。

表 1-4　EA 染液配制方法（1 000ml）

成分	EA36 （常用于妇科标本）	EA65 （常用于非妇科标本）	改良 EA （常用于非妇科标本）
亮绿	E 液 450ml	E 液 225ml	C 液 10ml
俾士麦棕	F 液 100ml	F 液 100ml	—
磷钨酸	2.0g	6.0g	2.0g
饱和碳酸锂	10 滴		
伊红	G 液 450ml	G 液 450ml	D 液 20ml
95% 乙醇	225ml	225ml	700ml
无水甲醇	—	—	250ml
冰乙酸	—	—	20ml

注：
（1）EA 水溶性贮备液的配制（均把染料溶解在 100ml 的蒸馏水中）：A 液为 2% 淡绿；B 液为 10% 俾士麦棕；C 液为 3% 淡绿；D 液为 20% 伊红。
（2）EA 乙醇溶性贮备液的配制：E 液为 0.1% 淡绿（50ml A 液 + 950ml 95% 乙醇）；F 液为 0.5% 俾士麦棕（5ml B 液 + 95ml 95% 乙醇）；G 液为 0.5% 伊红（5g 伊红 + 1 000ml 95% 乙醇）。

4. 0.5% 盐酸乙醇溶液　临床常用盐酸乙醇溶液去除组织过多结合的染色剂。其中的酸能破坏苏木素的醌型结构，使组织与色素分离而褪色，处理后细胞核着清楚的深蓝色，胞质等其他成分脱色。这种选择性地去除部分染色剂的过程称为分色。因此，该液又称为分色液。配制方法：70% 乙醇 1 000ml 加浓盐酸 5ml。

5. 稀碳酸锂溶液　1 000ml 蒸馏水加 100ml 饱和碳酸锂或用 3% 氨水；用于碱化，纠正盐酸对细胞核的褪色作用。

6. 乙醇溶液　50%、70%、80%、95%、无水乙醇溶液，用于脱水。

7. **乙醇乙醚** 乙醚 495ml，95% 乙醇 495ml，冰乙酸 10ml；用于固定。

8. **二甲苯** 用于封片前的透明。

9. **光学树脂胶** 加入 1g 丁羟甲苯可防止标本褪色，用于封片。

【实验标本】

脱落细胞涂片或细针穿刺标本细胞涂片。

【实验操作】

1. **固定** 将制备好的涂片放入固定液中固定 15～30min。

2. **渐进入水** 将已固定的涂片放入 80%、70%、50% 浓度的乙醇溶液，最后放入蒸馏水各 1min，入水时间可长不可短。

3. **染核** 将涂片放入苏木精染液 5～10min，至核着色明显，取出立即用流水漂洗干净。

4. **分色** 将涂片放入 1% 盐酸乙醇溶液中分色数秒，洗去胞质中苏木精，涂片变淡红色，取出立即用流水漂洗干净。

5. **蓝化** 将涂片浸入稀碳酸锂溶液中，碱化 2min，涂片变蓝色，用流水漂洗干净。

6. **渐进脱水** 将涂片依次放入 50%、70%、80%、95% 浓度的乙醇溶液中各 1～2min。

7. **染胞质** ①先放入橘黄 G 染液中染色 1～2min，然后放入 95% 乙醇溶液中洗涤 2 次。②再放入 EA 染液（EA36、EA65 或改良 EA）中染色 2～3min，然后放入 95% 乙醇溶液中洗涤 2 次。

8. **脱水透明** 依次将涂片放入 2 罐无水乙醇中各 2min，再放入 2 罐二甲苯中各 2min。

9. **封片** 取出涂片，趁二甲苯未干时，在厚薄适宜的涂片上加光学中性树脂胶 1 滴，加盖玻片封固。

【染色结果】

1. **上皮细胞**

（1）胞核：染成深紫色或深蓝色，核仁染成红色。

（2）胞质：着色随分化程度和细胞类型不同可染成蓝绿色、粉红色或橘黄色，较年轻的细胞如底层鳞状上皮细胞胞质中含核蛋白体较多，易与亮绿结合而染绿色；成熟的细胞胞质（如成熟红细胞、表层角化鳞状上皮细胞）中含核蛋白体较少，易与伊红结合而染红色；衰老的细胞（如完全角化细胞）则可与橘黄结合而呈橘黄色。

2. **白细胞** 核染深蓝黑色，胞质染绿色、淡蓝色。

3. **红细胞** 染鲜红色。

4. **黏液** 染粉红色或淡蓝色。

【注意事项】

1. **试剂**

（1）苏木素染液：苏木素染细胞核的时间长短可随室温和染料情况而定。放置过久的染液或夏季容易着色，染色时间可略短；新配制的苏木素染液、应用已久较稀释的苏木素染液或冬季不易着色，染色时间可稍长。该染液新鲜配制效果较好，过久放置效果较差。一般苏木素染液可以使用较长时间，每天增加少量新鲜染液即可；苏木素染液经放置后，表面常浮有一层带金属光泽的染料膜，因此在染色前应将染液过滤，以免染料膜黏附在标本表面，妨碍镜检。

（2）EA 染液：EA36 染液的酸碱度调试不好，染色必然失败。按配方配好的 EA36 染液往往 pH 不合要求，使染色效果不佳。因此染液配好后应用酸度计测定其 pH，并用磷钨酸乙醇饱和液或碳酸锂饱和液调节成 pH5.2 左右。也可将新配的染液滴一滴于白瓷板或滤纸上,随着染液扩散,如边缘出现绿色环,中心显红色,表示 pH 基本合适。如只红不绿为过碱,应再加磷钨酸;只绿不红为过酸,应再加碳酸锂。加酸加碱都应逐滴边加边混匀,混匀后再滴一点在瓷板上观察颜色,至满意为止。每次新配的染液都要用育龄妇女宫颈片试染几片。如细胞核着紫蓝色,角化前细胞质着绿色,角化细胞质呈红色,则染液可用。EA36 适合染鳞状上皮细胞,分色清晰鲜艳,但胞质较厚的细胞或厚片不适宜。EA65 适用于痰液及其他体液细胞的染色。

（3）及时更换试剂:碱化后需要充分漂净才不影响胞质着色;稀碳酸锂溶液须每次更换;EA 染液和橘黄染液最好每周更换新液,否则胞质着色显得灰暗,缺乏鲜艳色彩,也不易永久保存。

2. 标本与固定　标本应新鲜,涂片后尚未干燥即行固定;用浸入法固定涂片,固定液要每天过滤或经常更换新液,以防污染。含黏液少的标本固定时间短,反之,固定时间长一些。使用含有碳蜡或油脂的固定液固定的涂片,在染色之前,应放入 95% 乙醇中充分浸泡 30min 以上甚至过夜,否则会影响染色效果。

3. 分色　本染色法成败的关键在于分色、碱化处理和 EA36 染液的酸度。注意分色时间,由于分色作用在瞬间完成,时间切勿过长(若苏木素染色太深可适当延长分色时间)。分色完毕后,立即用流水彻底清洗干净,以免细胞核褪色。分色不够,胞质中残留苏木素颜色,会使以后胞质染色红蓝不分,色彩污浊。如分色时间过长,又会将核的染色脱掉。盐酸乙醇溶液须每天更换新液。分色判断方法:肉眼观察涂片,薄处应近于无色,过厚处脱色不尽也可;低倍镜检查时,上皮细胞染淡紫色,胞质近于无色时最理想;如效果不佳可再分色 1 次。

4. 碱化　碱化后要充分清洗才不会妨碍胞质着色及标本制成后颜色的保存。稀碳酸锂溶液须每天更换新液。碱化步骤可以用自来水替代。

5. 加水、脱水及透明　用的乙醇溶液要每天过滤、定期测其浓度,适时更换新液。

6. 染色后涂片保存　不需要保存的标本,可免去脱水、透明、封片步骤。封片如有气泡,用小镊子挤出;封片时天气要干燥,避免标本因水分残留或水汽侵入而浑浊。

7. 细胞核着色不佳原因

（1）细胞核着色过浅:①盐酸分色时间过长或苏木素染液使用时间过长;②在固定之前涂片已干燥,所以对巴氏染色的涂片需要严格遵守湿固定的原则;③使用 Carnoy 固定液时间过长,使核物质损失过多;④自来水的 pH 偏酸性。

（2）细胞核着色过深:①盐酸溶液浓度不够;②血液多和蛋白质多的液体标本容易造成细胞核染色过深,可先处理之后再制备标本。

8. 细胞质着色不佳原因

（1）全片内胞质都淡染:需要延长染色时间或更换新液。

（2）胞质不分色,均为浅红色:①涂片在固定前已干燥。②涂片内有大量球菌样细菌,影响胞质染色。③ EA 染液的 pH 不恰当所致,如染色均为红色,可以加少许磷钨酸溶液纠正,如染色均为蓝色或绿色,可以加少许饱和碳酸锂溶液纠正。对于改良 EA 染液,每 100ml 染液加入 2ml 冰乙酸后染色效果更佳,染液使用更持久。

（3）胞质染成灰色或紫色:是由于苏木素染色时间过长或盐酸分色不佳。

【临床应用】

可反映女性激素水平对上皮细胞的影响,最常用于妇科细胞涂片染色,也适用于胸腔积液、腹水、痰液等非妇科细胞样本的染色。

【方法学评价】

见 HE 染色。

•思考题•

1. 简述巴氏染色的原理、操作流程及注意事项。
2. 简述上皮细胞巴氏染色后的染色情况。
3. 简述巴氏染色的优点、不足之处及临床应用。

（李林海　杨再林）

实验四　苏木素-伊红染色

【实验目的】

掌握苏木素-伊红染色的原理、操作流程、各细胞及各成分染色特点。

【实验原理】

苏木素-伊红染色，简称 HE 染色。其原理与巴氏染色基本相同，苏木素染胞核，所不同的是用伊红染液代替巴氏染色中的 EA 和橘黄 G 染液染胞质。

【实验器材】

盖玻片、染色缸、镊子、记号笔等。

【实验试剂】

1.**伊红染液**　将 0.5g 水溶性伊红 Y 完全溶解于 100ml 蒸馏水中即可使用，如加入少许麝香草酚和 1 滴冰乙酸，可以防腐和增强染色效果。

2.**其他**　固定液、苏木素染液、0.5% 盐酸乙醇、稀碳酸锂液和各种浓度的乙醇液等，均同巴氏染色法。

【实验标本】

脱落细胞涂片或者细针穿刺标本细胞涂片。

【实验操作】

1.**固定**　将涂片放入固定液中 15～30min，取出用流水冲洗 1min。
2.**染核**　放入苏木素染液中 5～10min，用流水冲洗数秒钟。
3.**分色**　放入 1% 盐酸乙醇液中数秒，用流水冲洗。
4.**蓝化**　放入稀碳酸锂液中 1～2min，用流水冲洗，至标本转为蓝色。
5.**染胞质**　放入伊红染液中 1～2min，用流水冲洗。
6.**渐进脱水**　依次放入 50%、70%、80%、95% 乙醇溶液中各 1～2min。
7.**透明、封片**　同巴氏染色法。

【染色结果】

1.**上皮细胞**　细胞核染深紫蓝色，胞质染淡玫瑰红色。

2. 白细胞　细胞核染蓝黑色,胞质染红色。

3. 红细胞　染淡红色。

4. 黏液　呈粉红色。

【注意事项】

必须使用湿固定。用伊红染液浸染后,可趁湿用显微镜检查,核染紫色,胞质染红色,核质清晰者为合格染片,染色不理想者可用乙醇脱色后重染。其余基本同巴氏染色法。

【临床应用】

常用于各种脱落细胞及病理组织切片的染色。

【方法学评价】

1. 瑞 - 吉染色　该染色方法是把瑞氏和吉姆萨染色结合起来的复合染色方法,前者对细胞质内的颗粒染色效果好,但对细胞核的染色不如吉姆萨染色法,后者提高了噻嗪染料的质量,加强了天青的作用,对细胞核和寄生虫着色较好,但对中性颗粒着色比瑞氏染色法差。瑞 - 吉染色可取长补短,使血细胞的颗粒及胞核均能获得满意的染色效果。

2. 巴氏染色　是脱落细胞染色法中较好的染色方法,染色后色彩艳丽,细胞结构清晰,胞质颗粒及层次分明,适用于上皮细胞、肿瘤细胞检查,更适用于阴道分泌物涂片观察女性激素水平,但该法染色程序较复杂。

3. 苏木素 - 伊红染色　操作较简便,染色透明度好,胞核与胞质对比鲜明,核染色清晰,效果稳定,适用于各种脱落细胞染色及病理组织切片染色。由于其染液的渗透性强,特别适用于黏液和细胞较多的痰液涂片。但该法细胞染色的多样性不如巴氏染色法,不宜做细胞分化情况的观察,如阴道分泌物涂片测定女性激素水平。三种染色方法的比较见表1-5。

表 1-5　常用染色方法比较

项目	瑞 - 吉染色	巴氏染色	苏木素 - 伊红染色
固定要求	自然干燥	湿固定	湿固定
细胞核	染色质细致,结构清晰	核结构清楚	胞核容易过染
核仁	浅染,淡灰色或淡蓝色	红色或蓝色	红色或蓝色
细胞质	显示胞质颗粒及包涵体,能清晰显示胞质分化程度	显示细胞质角化状况	不能显示胞质分化程度
黏液及类胶质	易观察	需要特殊染色	需要特殊染色
操作	简便快速,需要 10～15min	步骤多,复杂,需要 1h 左右	适中,30～40min
应用	为血液及骨髓细胞标本、浆膜腔积液、穿刺标本等的常规染色方法,尤其适用于鉴别淋巴组织肿瘤,对胞质中颗粒与核染色质结构显示较清晰	细胞病理常规染色法,特别适合鳞状上皮细胞标本	为组织病理、细胞病理常规染色法

• 思考题 •

1. 简述苏木素 - 伊红染色的原理和临床应用。

2. 苏木素 - 伊红染色方法有什么优点和不足之处?

（罗星星　高海燕）

实验五　免疫细胞化学染色

【实验目的】

掌握免疫细胞化学染色的原理和方法。

【实验原理】

免疫细胞化学染色是利用已标记的特异性抗体来检测细胞内的未知抗原,并利用酶作用底物所产生的颜色反应来显示抗原活性及定位、分布等,其特点是把结构与功能代谢结合起来,有效地分析细胞的化学成分,其灵敏度和特异度较高,主要用于对肿瘤的鉴别诊断、功能分类和指导临床诊断与治疗。

【实验器材】

1. **仪器**　低速离心机、压力锅。
2. **其他**　离心管、载玻片、移液枪、一次性塑料吸管、滴管、包埋盒、包埋纸等。

【实验试剂】

1. **细胞保存液**　95% 乙醇细胞保存液。
2. **固定液**　95% 乙醇、4% 中性甲醛等。
3. **抗体**　一抗、辣根过氧化物酶（HRP）或生物素（biotin）标记的二抗。
4. **封闭液**　1% ～ 3% 正常马 / 羊血清或试剂盒所配免疫染色封闭液。
5. **显色液**　DAB 显色剂。
6. **其他**　PBS 缓冲液、二甲苯、0.1% 液体琼脂、无水乙醇、EDTA、蜡、$3\%H_2O_2$、蒸馏水等。

【实验标本】

胸腔积液、腹水、心包积液等标本。

【实验操作】

1. 细胞蜡块制备

（1）富集细胞:将保存瓶里的标本倒入 50ml 离心管,离心（10min,600g）,富集细胞。血性标本可振荡后加缓冲液再离心一次（破坏红细胞）,5min,600g,收集沉淀。

（2）固化:将富集的细胞转移到 1.5ml 圆底离心管,离心（3min,3 000r/min）,弃掉上清,加入适量预先加热的液体琼脂（0.1%）,混匀后冷藏 1 ～ 2min 或离心后冷藏 1 ～ 2min,使沉淀物固化。

（3）固定:用牙签将细胞团块松动,与离心管底部分离,再转移到包埋纸上,折好包埋纸,注意不要压到细胞团,折好后放入包埋盒。如标本数量多或不能及时脱水,建议将包好的标本用 4% 中性甲醛固定 2h。

(4)脱水:按常规脱水程序处理。

(5)包埋:打开包埋盒,取出包埋纸,使包埋纸平铺在热台上。

1)脱水后成团较好的标本:用硅胶刮刀或镊子推一下细胞团,使细胞团与包埋纸分离,在包埋模具中先加注好蜡液,再用刮刀将细胞团放到包埋模具中间,盖上包埋盒,若包埋盒下方有气泡则将包埋盒拿起来重新盖上,若需要补蜡则将包埋盒置于冻台上或冰袋上,冷却至底部蜡稍变白,从边上加蜡。加注好后放置冷却至室温,最后放入冰箱冷冻层,冰冻 3～5min 后取出,剥离蜡块与模具。

2)脱水后细胞团呈沙砾状的标本:用硅胶刮刀将细散的小细胞团刮在一起,待蜡稍凝固的时候将细胞转移到包埋模具中央,置于冻台上或冰袋上冷却至底部蜡稍变白,盖上包埋盒,从边上加蜡,若有气泡则将包埋盒拿起重新盖上,加注好后放置冷却至室温,最后放入冰箱冷冻层,冰冻 3～5min 后取出,剥离蜡块与模具。

2. 切片 3～5μm 厚。

3. 烤片 60℃,120min。

4. 脱蜡水化 二甲苯脱蜡,10min,2 次;无水乙醇,5min,2 次;95% 乙醇,5min;蒸馏水,3min。

5. 抗原修复 取一定量(约 1 000ml)的 1mmol/L EDTA(pH8.0)放于压力锅中,将脱蜡水化后的切片置于耐高温塑料切片架上,放置于缓冲液中,盖上锅盖,扣上压力阀,大火(1 600W/210℃)加至喷气;从喷气开始,调至中火(800W/130℃),计时 2min;停火,拔下电源;把压力锅小心、平稳地转移到水槽中,往锅盖上浇水,强制冷却,直至自动锁芯落到原位后,取下限压阀,确定排气管无蒸汽或有少量蒸汽排出,打开压力阀,逆时针转动锅盖手柄,打开锅盖,取出玻片,用自来水多次冲洗,置于蒸馏水中浸泡。

6. 染色

(1)甩掉并小心拭去组织上及周围过多液体,滴加 3%H_2O_2 约 100μl,覆盖切片上组织,室温放置 10min,甩掉液体,用蒸馏水洗 1 次,用 PBS 浸泡。

(2)滴加试剂盒所配免疫染色封闭液于涂片上,封闭 60min,也可以 4℃封闭过夜。

(3)弃去多余封闭液后,滴加一抗,室温放置 1h 或 4℃过夜。

(4)用 PBS 清洗 3 次,每次 3～5min,滴加适度稀释(依据说明书)的辣根过氧化物酶(HRP)或生物素(biotin)标记的二抗,室温孵育 30～60min。

(5)用 PBS 清洗 3 次,每次 3～5min,取新鲜配制的 DAB 显色剂,滴加约 100μl 显色剂,室温放置 1～10min(镜检控制染色)。

7. 复染 用蒸馏水充分冲洗,终止染色,苏木素复染,PBS 返蓝。

8. 脱水、透明、封片、镜检。

【注意事项】

1. 样本保存 样本最好用细胞保存液保存,或甲醛溶液固定,防止细胞退变。

2. 抗原修复 抗原修复是在进行抗体标记前的必要步骤,因为组织的固定过程通常会引起蛋白交联。这在使用甲醛溶液固定时因其化学属性而经常发生,但可以通过加热(最常用的方法)、简易缓冲液处理或蛋白酶消化而轻松实现逆转。处理的方式可根据抗体检测所需的表位构型而进行选择。该步骤可使得抗原表位被重新暴露以便于抗体的结合。

3. 控制加热时间 加热过程时间长短的控制很重要,时间过长可能会使染色背景加深。

4. 切片架材质 必须使用不锈钢或耐高温塑料切片架,不建议使用铜架,以防影响缓冲液 pH。

5. 脱蜡完全　不均衡的背景染色可能意味着脱蜡不正常,可使用新鲜的二甲苯并延长脱蜡时间。

6. 封闭　组织中内源性酶和抗体的封闭对于背景染色的最小化以及减少假阳性染色十分重要。

7. 清洗　固定剂的残留会导致高的背景染色,确保在步骤之间用 PBS 至少洗 3 次。

•思考题•

1. 为什么细胞蜡块比直接涂片法染色效果好?

2. 为什么要进行抗原修复?

3. 洗涤不充分对实验有哪些影响?

（胡晶　刘文）

第二章

浆膜腔积液脱落细胞形态学实验

病理情况下,浆膜腔内潴留大量液体形成浆膜腔积液。浆膜腔积液细胞种类丰富、形态多变,根据细胞染色后形态特征及免疫细胞化学染色可以判断细胞种类。浆膜腔积液细胞学检查的重点是鉴别细胞的良恶性。此外,浆膜腔积液细胞学检查还可以协助诊断和鉴别炎症、结核、寄生虫感染等。

实验六 浆膜腔积液脱落细胞涂片制备与染色

【实验目的】

掌握浆膜腔积液脱落细胞手工涂片制备方法。

【实验原理】

取离心后浆膜腔积液的沉淀物于载玻片上,手工制成涂片,经固定、染色后即可用于显微镜细胞学检查。

【实验器材】

1. **仪器** 低速离心机。
2. **其他** 离心管、载玻片、推玻片、一次性塑料吸管、滴管等。

【实验试剂】

1. **固定液** 如95%乙醇、3.7%中性缓冲甲醛液、甲醇等。
2. **染色液** 瑞-吉染液、巴氏染液或HE染色液。

【实验标本】

胸腔积液、腹水、心包积液及鞘膜积液等标本。

【实验操作】

1. **离心** 将标本静置15~30min,轻轻弃去上清液,将沉淀物分装倒入一次性尖底离心管内;放入离心机,以相对离心力(RCF)400g离心5~10min;若使用专用含抗凝剂离心管可直接离心。
2. **制片** 离心后,缓慢取出离心管,用一次性塑料吸管吸出上清液,每管留底部沉渣0.2~0.5ml,混匀后取约10μl标本滴加在载玻片一端,同血膜制备法推片3~5张,并进行标记。也可采用直接涂片法。

3. 固定

（1）干固定：标本涂片后，可手持玻片快速挥干，自然干燥后备用，此法适用于瑞 - 吉染色。

（2）湿固定：标本涂片后，待其潮干时，即刻浸入固定液中，固定 15 ～ 30min；取出涂片浸入蒸馏水数秒备用，此法适用于巴氏或 HE 染色。

4. 染色　干固定涂片用瑞 - 吉染色；湿固定涂片用巴氏或 HE 染色。

【注意事项】

1. 标本采集

（1）采集容器：使用有盖、带刻度的专用容器（一般加 EDTA-K$_2$ 或者 3U/ml 肝素等抗凝剂），并贴有标本类型、采集时间及患者信息等内容条形码。

（2）标本采集：浆膜腔积液由临床医生采集，留取量至少 8ml（检验科要求）。病理科建议标本留取量至少 100ml；如果临床收集的样本少于 100ml，应全部送检。采集后加盖，颠倒混匀 3 ～ 5 次。

（3）标本标识：标本留取后需要做唯一标识（推荐使用条码标签），至少包括患者姓名、住院号或门诊号及标本类型。

2. 标本运送与接收

（1）标本运送：标本采集后应在 30min 内送检，最迟不得超过 2h；暂时不能送检者，应放置于 1 ～ 4℃冰箱中冷藏保存，不超过 24h，切忌冷冻保存。浆膜腔冲洗液直接送检，不建议冷藏。注意生物安全防护，避免溢出。

（2）标本接收：标本接收时须核对标本信息、标本留取时间、患者条形码等。观察标本量是否符合要求，观察标本颜色、性状，以及其他特殊要求是否满足；对于不合格标本，执行标本拒收程序或让步检验。

3. 标本离心

（1）标本处理：标本接收后要及时处理，避免细胞及其他有形成分破坏。未能及时处理的标本应放在 2 ～ 8℃冰箱中冷藏，不超过 24h，最迟不超过 48h。胸腔积液、腹水、盆腔冲洗液应立即送检，不建议冷藏。

（2）离心管选择与标本加入：如标本量大于 100ml，待标本静置 15 ～ 30min，取底层液体倒入 50ml 一次性尖底离心管；若使用专用含抗凝剂离心管可直接离心。

（3）离心速度与时间：以 RCF 400g（1 000 ～ 1 500r/min）离心，离心时间 5 ～ 10min 为宜，避免细胞破坏或聚积成团。对离心效果不理想的标本，可以先用吸管吸出大部分上清液后再次离心，以达到高度浓缩目的。《浆膜腔积液细胞病理学检查专家共识》（2020 版）建议 1 500 ～ 3 000r/min 离心 5min（高转速、短时间）。

（4）血性标本处理：将标本高速离心（3 000r/min），离心后吸取"白膜"层，混匀后再制片；如沉淀的血液含量大于沉淀物 1/2 时，建议加入 15 ～ 20ml 10% 冰乙酸处理 5 ～ 10min 后离心，再用磷酸盐缓冲液（PBS）离心洗涤 2 次。

4. 涂片制备

（1）离心：离心后将离心管缓慢拿出，避免颠倒，用一次性吸管缓慢吸出上清液；若底部沉淀量多，可适当增加上清液残留量。

（2）标记：制片结束后，在玻片上注明编号、患者姓名、日期、标本种类。

5. 涂片固定

（1）干固定：自然干燥，需要快速处理，可以手动挥干加速干燥，切忌使用电吹风或烤干。

（2）湿固定：带湿固定，标本没有流动现象，带有一点水分，潮干状态下立即浸入固定液中，如果太湿，则细胞容易脱落。用手挥动玻片可以加速标本干燥。

6. 良好涂片评价　制作良好的涂片应具有以下特征：①细胞固定良好，染色后细胞核、胞质及细胞团结构清晰；②含数量不等的淋巴细胞和 / 或组织细胞（＞ 5 个 /HPF，术中冲洗液除外），并可见数量不等的间皮细胞；③若含有不典型细胞，无论细胞多少，应属于合格涂片。

思考题

1. 浆膜腔积液标本离心时为何速度不宜太快，时间不宜过长？
2. 浆膜腔积液细胞制片湿固定有何优点？

（刘文　李锐）

实验七　浆膜腔积液良性病变脱落细胞形态学检查

【实验目的】

掌握正常间皮细胞、反应性间皮细胞、退变间皮细胞的形态特征；熟悉各非肿瘤性疾病的浆膜腔积液脱落细胞形态学特点。

【实验原理】

制备好的涂片经固定、染色后，在显微镜下根据细胞染色特点识别细胞形态。

【实验标本】

良性病变浆膜腔积液染色涂片。

【实验操作】

1. 低倍镜观察　将染色好的涂片放在显微镜载物台上，以 10 倍物镜为主，以"弓"字形不漏视野浏览全片，评价染色效果，观察细胞的分布、排列和细胞核的变化，注意有无异常细胞或异常细胞团。

2. 高倍镜或油镜检查　针对低倍镜下发现的异常细胞或细胞团，巴氏或 HE 染色涂片转用 40 倍物镜，仔细观察细胞的结构特征，特别是细胞核的结构，以确诊细胞的性质；瑞 - 吉染色后的涂片在 10 倍物镜下找到问题细胞后，常用油镜来观察细胞细微结构；体积小的微生物建议用油镜观察。

【涂片及细胞形态特征】

1. 涂片特征　细胞数量较少、成分单一，细胞大小基本一致，细胞散在、成片分布；染色效果较好，细胞结构清晰，核无恶性特征。

2. 良性涂片常见细胞形态

（1）正常间皮细胞

1）瑞 - 吉染色：细胞单个、成双排列或成片分布。单个散在的细胞呈圆形或卵圆形，其大小与底层鳞状上皮细胞相似，边缘规则或有伪足样突起。细胞质呈弱嗜碱或嗜酸性，胞质量丰富，着色较均匀，呈灰蓝色。细胞核为圆形，居中或稍偏位，核质比为 1：（1 ～ 2），核膜光滑，核染色质呈细颗粒状。核仁较小，偶见 1 ～ 2 个核仁。

2）巴氏染色：细胞形态与瑞 - 吉染色相同，呈圆形或卵圆形，10 ～ 20μm。胞质着淡蓝或蓝绿色，

细胞核比瑞 - 吉染色小,深染,呈紫蓝色。胞质按着色分为 2 种:嗜碱性胞质厚实,着色偏蓝;嗜酸性胞质着色偏紫红;亦可见嗜双色胞质的间皮细胞。

3)HE 染色:胞质为浅红色,胞核同巴氏染色。

（2）反应性（增生性或异型）间皮细胞

1）瑞 - 吉染色:细胞成团或成片分布,排列紧密,可出现腺腔样、乳头状、菊团样或梅花状等多种排列形式;细胞体积出现不同程度增大,核增大的同时胞质的量也增多,细胞体积可比正常间皮细胞大 1～2 倍;胞质量多少不一,嗜碱性增强,着色偏深,呈深蓝色;胞核增大、深染,数目为 1 个或多个,一般不超过 10 个,染色质致密,核仁增大。涂片可见从轻到重度增大的过渡阶段细胞。

2）巴氏 /HE 染色:细胞形态与瑞 - 吉染色相同,巴氏染色胞质呈深蓝色,胞核着色偏深;HE 染色胞质呈淡玫瑰红色,核仁呈红色。

反应性间皮细胞与癌细胞的鉴别要点:①反应性间皮细胞胞质染色正常;②胞核增大时,胞质也相应增多,核质比仍属正常;③染色质虽增加,但染色质颗粒细致、分布均匀,且仅呈轻到中度畸形。

（3）退化变性的间皮细胞:脱落至浆膜腔的间皮细胞在积液存留时间较长可出现不同程度的退化变性。

1）印戒样退变:细胞体积增大,胞质内有空泡,不含黏液,胞核大小及形状正常,胞核被空泡推挤到一侧,形成印戒样细胞,易误为腺癌细胞。鉴别:印戒样癌细胞胞质为黏液,空泡呈囊状,核具有恶性特征,核与胞膜有重叠而膨出,癌细胞有立体感。

2）空泡型退变:高度退化时,细胞内液化空泡进一步扩大,有多个空泡,使整个细胞呈气球样,体积比正常大 3～4 倍。胞核小,居中或偏位,被空泡挤压,染色浅淡。

3）模糊型退变:胞质、胞核边界不清,核染色质结构松散、溶解,着色浅淡,呈蓝色云雾状核胞质残体。

4）固缩性退变:体积变小,胞核固缩是固缩性退变的主要表现,也可出现核碎裂、核溶解现象,染色质致密,呈粗颗粒状、块状或形成炭核。

（4）非上皮细胞

1）血细胞:①瑞 - 吉染色,红细胞染橘红色,可有碟状感;白细胞核染紫红色,染色质清楚,粗细松紧可辨,核仁呈淡蓝色、淡灰色,胞内有各种彩色特异性颗粒。②巴氏 /HE 染色,红细胞呈淡红色,白细胞胞质巴氏染色呈淡蓝色或绿色,HE 染色呈淡红色,核呈深蓝色。

2）巨噬细胞:①瑞 - 吉染色,积液中巨噬细胞散在分布,胞质透亮,呈泡沫状,灰蓝色,可见吞噬的细胞或细胞碎片,胞核呈肾形、卵圆形或不规则形。②巴氏 /HE 染色,胞质呈淡玫瑰红色,核呈深紫蓝色或深紫色,核仁呈红色。其他特征同瑞 - 吉染色。巨噬细胞在炎症、癌性积液或其他情况均可见到。

【非肿瘤性疾病细胞学特点】

1. 慢性非特异性炎症　涂片有核细胞增多,以巨噬细胞为主,偶见轻度反应性间皮细胞,未找到恶性肿瘤细胞。须结合临床其他资料协助诊断。

2. 结核性浆膜腔积液　涂片有核细胞明显增多,以成熟淋巴细胞为主,可见朗汉斯巨细胞,坏死物多,偶见轻度反应性间皮细胞,无恶性肿瘤细胞。须结合临床其他资料协助诊断。

3. 化脓性浆膜腔积液　涂片有核细胞明显增多,以中性粒细胞为主,可见大量细胞碎片及坏死颗粒,可见球菌 / 杆菌 / 真菌孢子,未找到恶性肿瘤细胞。须结合临床其他资料协助诊断。

4. 嗜酸性浆膜腔积液　涂片以嗜酸性粒细胞增多为主,易见嗜碱性粒细胞,未找到恶性肿瘤细胞。须结合临床其他资料协助诊断。

【结果报告】

1.《浆膜腔积液细胞形态学检验中国专家共识》（2020版） 对涂片各细胞形态进行描述，进行异常细胞的分级报告，给出提示或建议等；同时报告其他有形成分，如细菌、真菌、包涵体、寄生虫、结晶、脂肪滴及其他有价值的形态信息等。一般医院检验科多采用该报告方式。

（1）形态学描述：对肿瘤细胞进行必要的形态描述，包括细胞分布、细胞大小、胞质量、胞质内容物、胞质着色、核大小、核形、核染色质排列、核仁数量与大小等。对其他异常细胞或有形成分进行必要的形态学描述。

（2）异常细胞的分级报告：未查见恶性细胞、查见核异质细胞、查见可疑恶性细胞、查见恶性细胞。如果能够确定是上皮源性的恶性细胞则报告癌细胞；如果能够确定是造血淋巴组织恶性细胞则报告为白血病细胞、淋巴瘤细胞；如果不能确定来源，一律报告恶性细胞。

（3）提示和建议：根据细胞数量、种类，以及形态学变化，结合临床资料，向临床提供合理提示或建议。

2.《浆膜腔积液细胞病理学检查专家共识》（2020版） 采用5级报告方式，即标本不满意；未见肿瘤细胞；不典型细胞，未能明确意义；可疑（恶性）肿瘤细胞及恶性肿瘤细胞。

【临床意义】

未查见恶性细胞，提示浆膜腔积液中未见肿瘤细胞脱落（转移）。

【注意事项】

1.细胞大小参考标尺 显微镜检查时常以红细胞或小淋巴细胞作为判断细胞大小的参照标尺。

2.不容易鉴别细胞的处理 反应性间皮细胞、退变间皮细胞及巨噬细胞与部分肿瘤细胞不易鉴别，须结合细胞形态特征、免疫细胞化学染色及其他检查进行明确。

3.非典型细胞 结果报告查见核异质细胞，指镜下见不同于正常或反应性、不能诊断或怀疑为"肿瘤"的不典型细胞，属于轻度不典型改变或者不典型改变的细胞数量极少，不能完全排除积液中肿瘤细胞可能，通常需要反复检查或结合其他检查进一步确认。

4.结果报告 报告单信息应齐全，包括送检时间、报告时间、送检标本的取样部位及方式和制片方式（普通涂片、液基制片等）等。

• 思考题 •

1.何为异型间皮细胞？有何特征？

2.如何区分印戒样退化变性间皮细胞和印戒样腺癌细胞？

（代洪 罗星星）

实验八 浆膜腔积液恶性病变脱落细胞形态学检查

【实验目的】

掌握积液常见恶性肿瘤，包括腺癌、鳞癌、小细胞型未分化癌、间皮瘤等的细胞形态特征。

【实验原理】

浆膜腔积液涂片经固定、染色后,在显微镜下观察恶性肿瘤细胞形态。

【实验标本】

浆膜腔积液常见恶性肿瘤细胞学染色涂片。

【实验操作】

显微镜检查操作流程主要包括放片、调焦调光、低倍镜观察、高倍镜检查(巴氏染色)或油镜检查(瑞-吉染色)等步骤。

【恶性肿瘤细胞形态学特征】

(一)转移性腺癌

1. 涂片特征　细胞成分多,涂片中异常大的细胞增多;成团细胞增多,每团细胞数常超过10个;细胞团大小不一,形态不一,常有特殊排列,常见梅花状、腺腔样、乳头状、菊形团状、彩团状、月季花状、洋葱皮状、镶边样和桑葚形状等;分化愈差,排列愈紧密,细胞愈小,染色质愈细致;核分裂象易见,核仁易见,多核癌细胞易见。

2. 肿瘤细胞形态

(1)高分化腺癌细胞

1)瑞-吉染色:癌细胞体积差异性较大,可单个散在分布,也可呈乳头状、团状、腺腔样或梅花样排列;胞质呈强嗜碱性,或嗜碱性和嗜酸性混合,胞质着色不均一,深浅不一,呈紫红色、灰红色或紫蓝色、蓝色,有粗糙感,或有云雾浆、分泌泡。胞质丰富,胞质中见大小不等空泡,黏液空泡可将胞核挤压到细胞边缘,形成印戒样癌细胞;胞核呈圆形、卵圆形或不规则形,可有单个核、双核或多个核,有的细胞核可达数十个;核染色质致密,核分裂象易见,核仁明显,可见巨大核仁。

2)巴氏染色:分化好的腺癌细胞很大,胞质呈嗜碱性,染成淡蓝色或蓝绿色,有时胞质内出现一个或多个透明的黏液空泡,黏液呈淡蓝或无色;胞核呈深紫蓝色或深紫色,比瑞-吉染色小。其他特征同瑞-吉染色。

3)HE染色:胞质呈淡红色或红色,黏液空泡淡染或无色,胞核着色偏深,呈紫蓝色,癌细胞形态特征同巴氏染色。

(2)低分化腺癌细胞

1)瑞-吉染色:排列紊乱,可散在、成团、互相融合、边界不清,有的呈腺腔样、花环样等特殊排列。分化差的腺癌,细胞大小不一,形态差异较大。胞质量少或极少,呈强嗜碱性,呈深蓝色,胞质中难以发现空泡。胞核大小不等,核形不规则,核膜不光滑;核染色质致密,核仁明显。

2)巴氏/HE染色:低分化腺癌胞质量少,胞质巴氏染色呈淡蓝色或蓝绿色,HE染色呈深红色。胞核深染,呈紫蓝色。其他特征同瑞-吉染色。

浆膜腔积液中腺癌细胞与间皮细胞的鉴别要点见表2-1。

表2-1　浆膜腔积液中腺癌细胞与间皮细胞的鉴别要点

鉴别点	高分化腺癌细胞	低分化腺癌细胞	间皮细胞
细胞形态	圆形或卵圆形,体积大	圆形或卵圆形,中等大小	圆形或卵圆形,中等大小

续表

鉴别点	高分化腺癌细胞	低分化腺癌细胞	间皮细胞
核大小	核大,直径在 $12\mu m$ 以上,核质比轻度增大或正常	中等大小,直径 $8\sim12\mu m$,核质比明显增大	直径 $6\sim10\mu m$,偶见 $12\mu m$,核质比正常或轻度增大
核染色质	增多,粗网状,分布尚均匀	增多,颗粒粗而不规则,分布不均	正常或轻度增多,分布均匀
核仁	明显,可见巨大核仁	较常见	少见,且较小
有丝分裂	多见,易见病理性核分裂	多见,可见病理性核分裂	少见,无病理性核分裂
核边	厚,有轻至中度畸形	厚,核明显畸形	薄,有轻度畸形
胞质	丰富,嗜碱性,可有大的黏液空泡	胞质少,嗜碱性,可有小的黏液空泡	胞质量中等,嗜碱或嗜酸性,可有液化空泡,无黏液空泡
细胞排列	细胞排列紧密,常见腺腔样排列,有细胞核堆叠	排列紧密,可见腺样结构,常呈桑葚状或镶边样排列,核大小、形态不一致	排列疏松,少见特殊排列,核大小、形态一致

（二）转移性鳞癌细胞

1. 涂片特征　涂片见大量炎症细胞、坏死物；在大量背景细胞中夹杂有少数形态不一、胞质丰富、染色深、核大而深染、煤块样、畸形的鳞癌细胞；组织细胞、间皮细胞常有退化变性,不易区分。

2. 肿瘤细胞形态

（1）高分化鳞癌细胞

1）瑞-吉染色：该类细胞主要表现为胞体巨大,细胞奇形怪状,可见圆形、蝌蚪状、纤维状及各种不规则形状。细胞间界限清。胞质丰富,呈蓝紫色,无颗粒；胞核大、畸形明显,一般核居中多见,核着色深；染色质增多,颗粒增粗,染色质分布不均,在染色质颗粒与团块之间留有空隙,染色质常呈离心性分布,集结于核膜,核中央染色质稀疏,核边不规则增厚；核仁大而明显,易见病理性核分裂象。

2）巴氏/HE 染色：鳞癌细胞胞质有角化倾向,常呈嗜酸性,常见胞质染成鲜红色或橘黄色,胞质厚实,界限清晰。细胞核畸形明显,染色深,有时呈墨水滴样。其他特征同瑞-吉染色。

（2）低分化鳞癌细胞

1）瑞-吉染色：细胞散在或成堆分布,立体感不明显。胞体大小不等,可呈多形性,如小圆形、小梭形、其他各种不规则形状等。胞质量偏少,呈强嗜碱性,着色偏深。胞核大,核质比偏高,染色质致密,核仁大而明显。

2）巴氏/HE 染色：细胞体积小,胞质量少,胞质一般无角化,有角化时可以呈淡红色,核大,核质比高,核呈紫蓝色,核仁可见。

（三）转移性小细胞癌

1. 涂片特征　细胞多成团排列,或呈镶嵌样结构,也可见散在排列。体积小的细胞增多,大细胞少；胞质量极少,呈裸核样细胞团；核具有恶性特征,畸形明显,染色深,一般无核仁。

2. 肿瘤细胞形态

1）瑞-吉染色：散在或成团排列。癌细胞排列紧密而不重叠,成片出现时,往往呈镶嵌样结构；单行排列时呈束状。癌细胞小,为不规则圆形、卵圆形、瓜子形或燕麦形,胞质极少。细胞核大小为淋巴细胞的 1.5～2 倍,核畸形明显,染色深,核质比很高,似裸核样,略呈嗜碱性染色。无核仁。

2)巴氏/HE 染色:细胞核比瑞-吉染色更小。胞核呈深紫蓝色或深紫色,形态特征同瑞-吉染色。

(四)原发性肿瘤(间皮瘤)

1. 涂片特征 恶性间皮瘤细胞弥散或成团分布。间皮瘤细胞较大,核多位于中央,异常核分裂、多核细胞常见。

2. 肿瘤细胞形态

1)瑞-吉染色:细胞弥散或成团分布,常散落成片,很少重叠。体积较大,大小不等,呈圆形、椭圆形、多边形。胞质丰富,嗜碱性强,胞质呈蓝色或灰蓝色,其内可有空泡。核大,胞核偏位,核膜、核染色质呈粗颗粒状。核仁清楚。

2)巴氏/HE 染色:巴氏染色胞质染成淡蓝色,核呈深紫蓝色或深紫色;HE 染色胞质染成紫红色,核呈深紫色。核仁呈红色。其他特征同瑞-吉染色。

【结果报告】

同非肿瘤性疾病浆膜腔积液脱落细胞形态学检验报告方式。

【临床意义】

1. 发现转移性癌细胞 提示肿瘤细胞有浆膜腔转移,建议结合免疫组化及组织病理学检查进一步明确分型。

2. 发现可疑恶性间皮瘤细胞 提示浆膜腔原发性恶性肿瘤,建议结合免疫组化及其他检查进一步明确诊断。

3. 发现造血淋巴组织原始细胞、淋巴瘤细胞 提示白血病细胞、淋巴瘤细胞侵犯浆膜腔,须结合病史诊断。

【注意事项】

1. 转移性腺癌

(1)腺癌细胞与异型间皮细胞鉴别:注意腺癌细胞与异型间皮细胞核染色质结构比较,印戒样癌细胞注意与印戒样退化细胞鉴别。观察异常细胞与典型间皮细胞之间有无过渡形态,如二者差异很明显,则为癌细胞的可能性很大,如有明显过渡形态,则应考虑是异型间皮细胞。

(2)注意细胞的排列:若排列紧密,有"桑葚样""镶边样"或"镶嵌"等特殊结构,结合核的恶性特征可诊断为癌细胞。癌细胞形态特征及其比例与原发灶关系不是十分明显。

2. 转移性鳞癌

(1)分化差的小细胞型鳞癌细胞与成群淋巴细胞鉴别:淋巴细胞可拥挤成堆,核形比较一致,核染色质致密或退变后浅淡,质地均匀,难以见到核染色质分布不均或呈粗颗粒状、块状。

(2)腺癌与鳞癌细胞鉴别:分化好的鳞癌胞质多形性明显,巴氏染色染成鲜红色或橘黄色,即有角化的倾向;鳞癌细胞成堆或成团脱落时立体结构不明显,腺癌细胞成团脱落时,立体感明显,有特殊排列。

(3)鳞癌与间皮细胞鉴别:大细胞型鳞癌核大、畸形明显、染色很深,与间皮细胞容易鉴别;小细胞型鳞癌体积较小、细胞呈多形性,细胞核畸形明显、染色深,此现象并不见于各种异型间皮细胞。

3. 转移性小细胞癌 注意小细胞癌与成群淋巴细胞的鉴别,淋巴细胞可拥挤成堆但核形比较一致,核染色质致密或退变后浅淡,质地均匀,核无恶性特征。

4. 间皮瘤 细胞学检查对恶性间皮瘤大多数尚不能明确诊断。由于间皮瘤特征性的形态特点不多,其与反应性间皮细胞、转移性恶性肿瘤,尤其是腺癌有形态上的重叠,所以必须先借助临床检查、显微镜检查、免疫细胞化学检查、病理组织学检查,甚至电镜超微结构检查等,在排除了其他病变细胞后,才能做出诊断。

●思考题●

浆膜腔积液中转移性腺癌细胞与间皮细胞如何鉴别?

（代洪　罗庆新）

附1 某医院病理科浆膜腔积液病理报告单

浆膜腔积液病理报告单

标本号:×××

姓名:×××	性别:女	年龄:50岁	床号:12	临床诊断:脾损伤
科别:普外科	住院号:×××	送检医生:××		送检物:胸腔积液
制片方法:拉片法		染色方法:HE染色		

镜检所见:

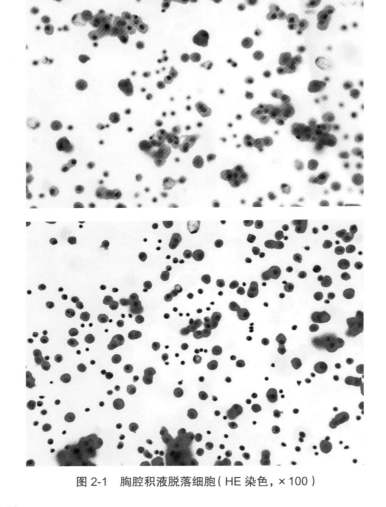

图 2-1　胸腔积液脱落细胞(HE染色,×100)

报告　未见异常细胞。

送检日期:2023-11-01	检验者:×××
报告日期:2023-11-04	审核者:×××

附2　某医院检验科浆膜腔积液细胞检查报告单

<table>
<tr><td colspan="5" align="center">浆膜腔积液细胞检查报告单</td></tr>
<tr><td colspan="5" align="right">标本号：×××</td></tr>
<tr><td colspan="3">姓名：×××　　　性别：女　　　　　年龄：45 岁</td><td>床号：12</td><td>临床诊断：胸腔积液</td></tr>
<tr><td colspan="3">科别：普外科　　　住院号：××××　　送检医生：×××</td><td></td><td>送检物：胸腔积液</td></tr>
<tr><td colspan="5">制片方法：推片法　　　　　　　　染色方法：瑞 - 吉染色</td></tr>
</table>

浆膜腔积液一般性状：

颜色：黄色　　　　　　　　　　　透明度：浑浊

有核细胞计数：$2\,100 \times 10^6/L$　　　红细胞计数：$400 \times 10^6/L$　　　李凡他试验：++

有核细胞分类：

淋巴细胞　38%	肿瘤细胞　　35%	白细胞吞噬细胞　　%	巨噬细胞　19%
间皮细胞　%	中性粒细胞　8%	红细胞吞噬细胞　　%	单核细胞　%
浆细胞　%	嗜酸性粒细胞　%	胆红素结晶吞噬细胞　%	
嗜碱性粒细胞　%	含铁血黄素吞噬细胞　%	其他细胞　　%	

镜检所见：

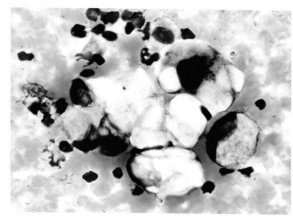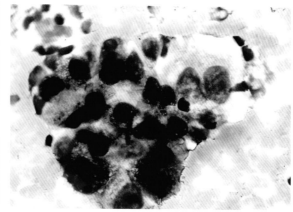

图 2-2　胸腔积液脱落细胞（瑞 - 吉染色，×1 000）

　　1. **形态描述**　片中可见大量有核细胞及少量红细胞，查到肿瘤细胞，细胞巨大、大小不一，胞质嗜碱性强，有空泡，边缘呈绒毛状，细胞核大，核仁大，有 1～4 个清晰可见的核仁。肿瘤细胞团呈腺腔状排列。

　　2. **分级报告**　查见恶性细胞（腺癌细胞）。

　　3. **提示和建议**　细胞学明显异常，肿瘤细胞胸腔转移（腺癌可能），建议结合免疫组化及组织病理学检查进一步明确。

送检日期：2023-10-10　　　　　　　检验者：×××

报告日期：2023-10-17　　　　　　　审核者：×××

附3 某医院病理科浆膜腔积液病理报告单

浆膜腔积液病理报告单	
	标本号:×××

姓名:×××	性别:女	年龄:54 岁	床号:32	临床诊断:盆腔肿瘤
科别:普外科	住院号:××××	送检医生:×××		送检物:腹水
制片方法:推片法		染色方法:HE 染色		

镜检所见:

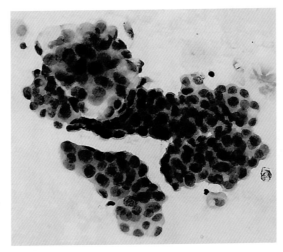

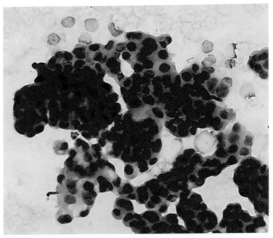

图 2-3 腹水脱落细胞(HE 染色,×400)

报告 查见恶性细胞(腺癌细胞)。

送检日期:2023-10-12	检验者:×××
报告日期:2023-10-19	审核者:×××

附4　某医院检验科浆膜腔积液细胞检查报告单

浆膜腔积液细胞检查报告单

标本号：×××

姓名：×××	性别：女	年龄：72 岁	床号：12	临床诊断：进食哽咽
科别：普外科	住院号：×××	送检医生：×××		送检物：胸腔积液
制片方法：推片法		染色方法：瑞 - 吉染色		

浆膜腔积液一般性状：

颜色：黄色　　　　　　　　　透明度：微浑

有核细胞计数：290×10^6/L　　　红细胞计数：500×10^6/L　　　李凡他试验：阳性（＋）

有核细胞分类：

淋巴细胞	19%	肿瘤细胞	21%	白细胞吞噬细胞	1%	巨噬细胞	19%
间皮细胞	1%	中性粒细胞	38%	红细胞吞噬细胞	1%	单核细胞	0%
浆细胞	0%	嗜酸性粒细胞	0%	胆红素结晶吞噬细胞	0%		
嗜碱性粒细胞	0%	含铁血黄素吞噬细胞	0%	其他细胞	0%		

镜检所见：

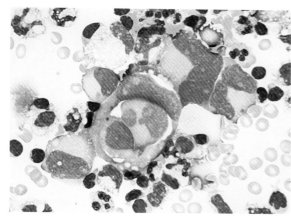 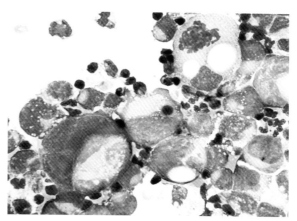

图 2-4　胸腔积液脱落细胞（瑞 - 吉染色，×1 000）

1. 形态描述　片中可见大量肿瘤细胞和成团肿瘤细胞，肿瘤细胞比值明显增高，占 21%，肿瘤细胞胞体大小不等，胞质嗜碱性强，可见空泡变性，双核、三核、多核、核丝状分裂象，细胞核嵌合现象，核仁 1 ～ 3 个清晰可见。

2. 分级报告　查见恶性细胞。

3. 提示和建议　细胞学明显异常，恶性肿瘤伴胸腔转移，建议结合免疫组化及组织病理学检查进一步明确。

送检日期：2023-11-01　　　　　　　　检验者：×××

报告日期：2023-11-01　　　　　　　　审核者：×××

第三章

脑脊液脱落细胞形态学实验

脑脊液细胞形态学检查对评估中枢神经系统多种疾病的病情及追踪治疗效果具有重要价值,包括肿瘤、感染、血管性疾病、外伤和脱髓鞘病变的诊断,淋巴瘤追踪,以及白血病或感染性疾病治疗效果的评估等。

实验九　脑脊液细胞涂片制备与染色

【实验目的】

掌握脑脊液标本手工涂片制备及染色方法。

【实验原理】

采用普通离心机离心后手工制片、细胞离心涂片机制片或者液基薄层制片机制片等方法,将脑脊液制成涂片,经固定、染色后即可用于显微镜细胞学检查。

【实验器材】

1. **仪器**　普通离心机、细胞离心涂片机或液基薄层制片机。
2. **其他**　配套吸水垫、细胞收集器、离心管、载玻片、推玻片、一次性塑料吸管等。

【实验试剂】

1. **固定液**　乙醚乙醇固定液。
2. **染色液**　瑞-吉染液、巴氏染液或 HE 染色液。

【实验标本】

脑脊液标本。

【实验操作】

1. 离心与涂片制备

(1)普通离心机离心后手工制片:取脑脊液至少 2ml 或者全部脑脊液,1 000～1 500r/min 离心 5min;将离心后的离心管缓慢取出,弃去全部上清液,混匀沉淀物,取约 10µl 滴加在载玻片一端,同血膜制备法推片 3～5 张,标记;也可采用直接涂片法制片。

(2)细胞离心涂片机制片:按操作程序将载玻片编号,将吸水垫、载玻片完全重叠紧贴,放入配套细胞收集器中,取静置后底层脑脊液 500µl,800～1 000r/min 离心 10min,取出制好的涂片。

（3）液基膜过滤薄层制片机制片

1）离心去上清液：取至少 2ml 脑脊液，以 800 ～ 1 000r/min 离心 5 ～ 10min，倾去上清液。

2）加入保存液：将沉淀物混匀，转移到保存液瓶中，混匀，静置约 15min。

3）制片：按液基薄层制片机仪器操作流程制片。

2. 固定

（1）干固定：标本涂片后，可手持玻片快速挥干，自然干燥后染色，此法适用于瑞 - 吉染色。

（2）湿固定：标本涂片后，待其潮干时，即刻浸入固定液中，固定 15 ～ 30min；取出涂片，浸入蒸馏水数秒备用，此法适用于巴氏或 HE 染色。

3. 染色 制备好的涂片进行瑞 - 吉或者巴氏、HE 染色。

【注意事项】

1. 标本采集 为避免或减少血液混入对细胞计数及分类的影响，一般第三 / 四管脑脊液用于细胞计数及形态学检查，标本量不少于 2ml。

2. 标本保存 脑脊液接收后要尽快检验，细胞计数和分类宜在 1h 内完成，避免标本久置导致细胞及其他有形成分破坏，影响细胞计数及分类。用于细胞学检验的未及时处理的标本应放于 2 ～ 8℃冷藏，不超过 4h。对诊断或鉴别诊断有重要参考意义的涂片应妥善保管 3 ～ 5 年。

3. 离心与制片 建议采用细胞离心涂片机制片，一般情况下取 500μl 脑脊液进行涂片，如细胞数量少，可取 1 000μl 脑脊液进行涂片；如采用普通离心机离心，取脑脊液至少 2ml 离心，如细胞数量少，取全部脑脊液离心；离心后尽可能弃去全部上清液，否则，如沉淀物含液体较多，不利于推片。也可离心后再行液基薄层制片。

4. 良好的脑脊液细胞学涂片要求 细胞收集率高，镜下细胞分布均匀、结构清晰和完整，细胞染色良好。

• 思考题 •

1. 细胞离心涂片机制片的原理是什么？和普通低速离心机相比有什么优点？

2. 为了制备一张好的脑脊液涂片，应该注意哪些问题？

（谢春艳 李锐）

实验十 脑脊液良性病变细胞形态学检查

【实验目的】

掌握淋巴细胞、浆细胞、单核细胞、巨噬细胞、脉络丛 - 室管膜细胞、蛛网膜细胞的形态特征，熟悉良性病变脑脊液脱落细胞学特点。

【实验原理】

制备好的涂片染色后（瑞 - 吉染色），在显微镜下根据细胞染色特点识别细胞形态。

【实验标本】

良性病变脑脊液染色涂片。

【实验操作】

1. 低倍镜检查 将染色好的涂片放在显微镜载物台上,用 10 倍物镜以"弓"字形不漏视野地快速浏览全片,结合常规细胞计数结果,判断涂片细胞收集效果是否满意。如收集效果不满意,应重新制片。评价染色效果,观察细胞的分布和排列、细胞核的变化,低倍镜下观察有无异常细胞或病原体成分,发现异常成分时需要转油镜观察,进一步确认。

2. 油镜检查 针对低倍镜下发现的异常细胞或细胞团,需要在油镜下观察,进行有核细胞分类,仔细观察细胞的结构特征,特别是细胞核的结构,以确定细胞的性质,结果以"××%"形式表示。如全片有核细胞数不足 50 个,可以用"全片可见有核细胞多少个,其中 ×× 细胞多少个"的形式进行描述。体积小的微生物也建议用油镜观察。

【涂片及细胞形态特征】

1. 涂片特征 细胞数量较少、成分单一,细胞大小基本一致,散在分布;染色效果较好,细胞结构清晰,核无恶性特征,背景干净。

2. 良性涂片常见细胞形态 脑脊液内非上皮细胞较常见,包括淋巴细胞、浆细胞、单核细胞、粒细胞、红细胞、巨噬细胞等。脑脊液内脱落的上皮细胞较少见,包括脉络丛 - 室管膜细胞、蛛网膜细胞等。在各种感染性疾病时,还可以见到病原体。

(1)淋巴细胞:正常脑脊液中有少量的淋巴细胞,占有核细胞总数的 60% ～ 70%。受抗原刺激后,淋巴细胞形态和功能可发生改变,按形态学分为小淋巴细胞、大淋巴细胞、激活淋巴细胞等。

1)小淋巴细胞、大淋巴细胞:细胞散在。小淋巴细胞胞体呈圆形或卵圆形,直径 6 ～ 10μm;大淋巴细胞胞体较小淋巴细胞稍大,直径 12 ～ 15μm。小淋巴细胞胞质量少,呈淡蓝色,不含颗粒;大淋巴细胞胞质稍多,呈淡蓝色,周边整齐,部分细胞胞质内可见少量嗜天青颗粒。小淋巴细胞胞核呈圆形,部分细胞有切迹,染色质致密,呈紫红色,偶见假核仁;大淋巴细胞胞核稍大,核呈圆形或类圆形,染色质着色比小淋巴细胞稍浅。

2)激活淋巴细胞:由大、小淋巴细胞受抗原刺激后转化而成,分为转化型淋巴细胞和大淋巴样细胞。转化型淋巴细胞是由小淋巴细胞受抗原刺激后转化而成,大淋巴样细胞是大淋巴细胞被抗原激活转化而成。细胞散在。转化型淋巴细胞形态常不规则,部分细胞可见伪足,直径大于 10μm;大淋巴样细胞胞体较大,是小淋巴细胞的 2 ～ 4 倍。转化型淋巴细胞胞质丰富,呈嗜碱性,无颗粒;大淋巴样细胞胞质丰富,呈强嗜碱性。转化型淋巴细胞核呈圆形,常有切迹,染色质疏松,核膜清楚,可见 1 ～ 2 个核仁;大淋巴样细胞核大,多不规则,居中或偏位,染色质稍粗,部分细胞有核周淡染区,核仁可有可无;若核呈脑样外形,也称脑样淋巴细胞。

(2)浆细胞:正常脑脊液中不存在浆细胞。浆细胞的出现提示体液免疫反应的存在。细胞散在。浆细胞胞体规则,呈圆形,直径 8 ～ 12μm。胞质丰富,呈均匀蓝色,常有空泡,少见颗粒,有时可见嗜酸性包涵体(Russell 小体)。核圆,多明显偏位,染色质粗糙,呈块状,有时呈典型的车轮状排列,可见核周空晕。未成熟的浆细胞核大,胞质呈明显嗜碱性,染色质疏松,偶见双核和多核。

(3)单核细胞与激活单核细胞:正常脑脊液中有少量的单核细胞,形态与外周血中单核细胞相似,占有核细胞总数的 30% ～ 40%,与淋巴细胞的比例为 4:6 或 3:7。单核细胞受到抗原或各种理化因素的刺激形态发生变化,称为激活单核细胞。细胞散在。单核细胞胞体较大,呈不规则形,直径 12 ～ 20μm;激活单核细胞比单核细胞大,呈不规则形。单核细胞胞质多呈淡蓝色,有时可夹有空泡,并可见多量嗜天青颗粒;激活单核细胞胞质呈淡蓝色,有大小不等的空泡,胞质边缘常有伪足样突起。单核细胞核呈肾形、卵形等不规则形,约占胞体一半。染色质疏松,呈纤细网状;激活单核细胞核增大,核形态同单核细胞,不规则,染色质疏松、呈网状,有时可见核仁。

（4）巨噬细胞/吞噬细胞：正常脑脊液中不存在吞噬细胞。巨噬细胞是被激活的单核细胞吞噬异物后形成的一组细胞，因其胞体大、吞噬能力强，故称为大吞噬细胞。根据吞噬物不同可分为白细胞吞噬细胞、红细胞吞噬细胞、含铁血黄素吞噬细胞、脂肪吞噬细胞等。脑脊液中巨噬细胞大小为 $20 \sim 40\mu m$，散在分布。胞质丰富，呈淡蓝色，可见吞噬的细胞或细胞碎片。胞核大而偏位，呈不规则形。铁染色可见含铁血黄素吞噬细胞的胞质含有大小不等的蓝色颗粒；苏丹Ⅲ染色可见脂肪吞噬细胞胞质中含有数量大小不等的红色颗粒。

（5）其他血细胞：红细胞瑞-吉染色染橘红色，可有碟状感；粒细胞核分叶，瑞-吉染色呈紫红色，染色质致密，胞质内有各种特异性颗粒。

（6）脱落细胞：各种原因导致脑室中的室管膜细胞、脉络丛细胞及蛛网膜下腔中的蛛网膜细胞脱落时，可在脑脊液中偶然发现，无诊断特异性。

1）脉络丛-室管膜细胞：室管膜细胞是神经胶质细胞覆在脑室和脊髓中央管腔面上的一层立方或柱状上皮细胞，脉络丛细胞是脑室壁形成脉络丛处特化的细胞。二者鉴别常较困难，故平时常合称为脉络丛-室管膜细胞。细胞散在或成簇。室管膜细胞较大，易破碎，胞体呈立方形或圆形，多彼此相连。室管膜细胞胞质丰富，呈灰蓝色或粉红色。脉络丛细胞胞质呈嗜碱性；核类圆而疏松，偶见核仁。

2）蛛网膜细胞：蛛网膜由脑膜上皮细胞组成。细胞常成簇出现。该类细胞体积偏大，胞质量多，呈灰蓝色，核呈卵圆形，可见核仁。

（7）退化细胞：形态结构不完整，核肿胀、固缩或溶解。核染色质疏松或致密成团，着色变浅或变深。核碎裂成点、片或小块状，散布于胞质中。

（8）病原体：脑脊液在感染的情况下可出现细菌、真菌、寄生虫。

【非肿瘤性疾病细胞学特点】

1. 中枢神经系统感染性疾病　中枢神经系统感染性疾病累及软脑膜和蛛网膜下腔时，脑脊液细胞学检查常呈现炎性细胞反应。局限于脑实质或者硬脑膜的炎性疾病，脑脊液细胞学检查可无明显异常。中枢神经系统朊蛋白病脑脊液细胞学检查一般无明显异常。脑膜炎患者的脑室引流液细胞学检查可以正常。

（1）细菌性脑膜炎：常见致病菌包括脑膜炎奈瑟菌、肺炎链球菌和流感嗜血杆菌等。脑脊液白细胞数显著增加，可为 $1\,000 \times 10^6/L$ 以上。可分为 3 期。①渗出期：急性期以中性粒细胞反应为主，比例可为 90% 以上。②增殖期：以淋巴细胞与单核吞噬细胞为主。③恢复期：以淋巴细胞和单核细胞为主。

（2）结核性脑膜炎：脑脊液白细胞数增高，可为 $(100 \sim 1\,000) \times 10^6/L$。病程初期中性粒细胞比例增高，以后呈中性粒细胞与淋巴细胞并存的混合型细胞反应，且持续时间较长，可见激活淋巴细胞、单核细胞和激活单核细胞、浆细胞等。经治疗后脑脊液以淋巴细胞和单核细胞为主。抗酸染色可检出结核分枝杆菌。

（3）病毒性脑膜炎/脑炎：脑脊液白细胞数多为 $(10 \sim 100) \times 10^6/L$，少数可为 $500 \times 10^6/L$ 以上。脑脊液细胞学以淋巴细胞炎症为主要特点，但在病初 $24 \sim 48h$ 可见中性粒细胞比例增高。流行性乙型脑炎患者中性粒细胞比例升高常见。可见激活淋巴细胞、激活单核细胞和浆细胞。单纯疱疹病毒性脑炎常伴有红细胞和红细胞吞噬细胞，提示有脑组织出血性坏死的病理改变。在中枢神经系统疱疹病毒感染时，淋巴细胞的胞质内偶可见特征性包涵体。

（4）真菌性脑膜炎：隐球菌性脑膜炎是最常见的真菌性脑膜炎，脑脊液白细胞数多为 $(10 \sim 100) \times 10^6/L$，以淋巴细胞伴中性粒细胞为主，偶可见嗜酸性粒细胞比例升高。可采用墨汁染色、阿利新蓝染色等进一步确认隐球菌。

（5）脑寄生虫病

1）脑囊虫病：白细胞数多在（10～100）×10⁶/L，急性期嗜酸性粒细胞增加，常伴有激活淋巴细胞与浆细胞。慢性期以激活单核细胞和浆细胞为主。

2）广州管圆线虫病：白细胞数多在（100～1 000）×10⁶/L，急性期嗜酸性粒细胞显著增加，常超过50%，偶可检出广州管圆线虫幼虫。

3）丝虫病和疟原虫病：白细胞计数以嗜酸性粒细胞增加为主。偶可分别在脑脊液或红细胞中查到微丝蚴和疟原虫虫体。

4）弓形虫病：急性期中性粒细胞增加，随后出现持续的嗜酸性粒细胞增加，伴有单核吞噬细胞和浆细胞，偶可见弓形虫滋养体。

2. 蛛网膜下腔出血　出血2～3h之后，可出现吞噬了大量红细胞的吞噬细胞；大约4d后，出现吞噬含铁血黄素颗粒的吞噬细胞；出血8d后，可见吞噬血红素的吞噬细胞。

【结果报告】

细胞学报告推荐采用图文报告形式，内容包括常规检查、细胞学和实验室提示三部分。国内部分相关专家达成共识的报告方式如下。

1. 常规部分　包括颜色、透明度、球蛋白定性、细胞总数、有核细胞计数、红细胞计数及有核细胞分类等。

2. 细胞学部分　包括图像和形态学描述。用图像采集系统在镜下选择2～4幅有代表性的图片进行报告。对细胞学表现进行必要的形态描述，包括细胞分布、细胞大小、胞核大小、核形、核染色质特点、核仁大小与数量、胞质颜色及内容物等。同时报告其他异常成分，如细菌、真菌及菌丝、寄生虫、结晶等。

3. 实验室提示　根据细胞学表现，结合患者临床表现、影像检查及实验室检查相关结果综合分析，向临床提供合理提示和建议。

【临床意义】

1. 正常脑脊液　外观呈无色透明，白细胞数不高于5×10⁶/L，由淋巴细胞和单核细胞组成。

2. 淋巴细胞反应型　常见于病毒性脑膜炎，也可见于其他中枢神经系统感染性疾病、免疫性疾病和肿瘤。

3. 中性粒细胞反应型　提示急性炎性反应，见于细菌性脑膜炎、结核性脑膜炎渗出期，也可见于脑出血、蛛网膜下腔出血及颅脑手术后等非急性炎性反应。

4. 嗜酸性粒细胞 - 浆细胞反应型　常见于脑寄生虫感染，也可见于结核性脑膜炎、隐球菌性脑膜炎、颅脑手术后及蛛网膜下腔出血。

5. 淋巴 - 单核细胞反应型　多见于疾病的恢复期。

6. 淋巴 - 中性粒细胞反应型　提示炎性反应。

7. 混合细胞反应型　提示炎性反应。

【注意事项】

1. 细胞大小参考标尺　显微镜检查时常以红细胞或小淋巴细胞作为判断细胞大小的参照标尺。

2. 结果报告　报告单应信息齐全，包括送检时间、报告时间、送检标本的取样部位及方式和制片方式等。

●思考题●

1. 病毒性脑膜炎 / 脑炎的脑脊液细胞学特征是什么？
2. 如何区分淋巴细胞和激活淋巴细胞？

（陈宇　张王林）

实验十一　脑脊液恶性病变脱落细胞形态学检查

【实验目的】

掌握脑脊液常见原发性肿瘤细胞、转移性肿瘤细胞、白血病细胞、淋巴瘤细胞形态特征。

【实验原理】

脑脊液涂片经固定、染色后，在显微镜下观察恶性肿瘤细胞形态。

【实验标本】

脑脊液常见恶性肿瘤细胞染色涂片。

【实验操作】

低倍镜下发现的异常细胞或细胞团，需要在高倍镜或油镜下仔细观察细胞的结构特征，特别是细胞核的结构，以确诊细胞的性质。

【恶性肿瘤细胞形态学特征】

（一）中枢神经系统原发性肿瘤

1. 局限性星形细胞胶质瘤　局限性星形细胞胶质瘤包括毛细胞型星形细胞瘤、具有毛样特征的高级别星形细胞瘤、多形性黄色星形细胞瘤、室管膜下巨细胞星形细胞瘤、脊索样胶质瘤和星形母细胞瘤，MN1 变异型。细胞散在或成团；形态多样，大小不一；胞体偏大，胞质量丰富，有空泡；染色质致密，核仁明显。

2. 胶质母细胞瘤　胶质母细胞瘤是恶性程度和发病率最高的脑肿瘤，免疫标记同星形细胞胶质瘤。细胞散在或成团分布，可出现肾小球样微血管增生、血管墙和 / 或假栅栏样坏死。肿瘤细胞大小形态不一，大的可以近 $30\mu m$，小的可以小于 $10\mu m$，有星形胶质细胞特征，但细胞异型性明显、增生活跃。多数细胞胞质十分丰富，亦有胞质缺如或裸核状的细胞。核畸形，形态高度不规则，核分裂多见，核深染，可出现巨核或多核瘤巨细胞。

3. 室管膜瘤　室管膜瘤是发生于室管膜细胞的一种胶质瘤。肿瘤细胞常成簇排列。细胞间的形态较为均一，异型性不明显，可出现巨噬细胞样外观。胞质较丰富，嗜碱性，胞质周围部分常呈空泡状或网状。核较大，圆形或卵圆形，多有拉长，核偏位，内有多个核仁。

4. 生殖细胞瘤　生殖细胞瘤是松果体区最常见的肿瘤之一。细胞常成团排列。细胞的形态较为均一，异型性不明显，可出现巨噬细胞样外观。胞体较大，多不规则，胞质量中等或丰富，色蓝，胞质可出现融合、分界不清，常见大小不一的空泡。胞体呈椭圆形或不规则形。核染色质疏松，可见大而明显的核仁，偶见核分裂象。

5. 髓母细胞瘤 髓母细胞瘤是一种主要见于儿童的恶性胚胎性神经上皮肿瘤。细胞单个或者成簇分布。体积较大,大小不等,呈圆形、椭圆形、多边形。胞质量少,核质比高,部分细胞胞质量极少,形似裸核。胞核多不规则,核染色质呈细颗粒状,可见核仁,核分裂象易见。

(二)中枢神经系统转移性肿瘤

1. 上皮肿瘤 中枢神经系统转移性肿瘤比原发肿瘤更常见,以肺癌、乳腺癌及消化道恶性肿瘤为主。形态如浆膜腔转移癌(见第二章实验八)。

2. 白血病 脑脊液中的白血病细胞与骨髓中的白血病细胞具有相同的形态特点。

3. 淋巴瘤 脑脊液中的淋巴瘤细胞与骨髓中的淋巴瘤细胞具有相同的形态特点。

【结果报告】

同非肿瘤病变脑脊液细胞检验形态学报告方式。采用图文报告形式,内容包括常规检查、细胞学和实验室提示三部分。

【临床意义】

1. 中枢神经系统转移性肿瘤 恶性上皮源性肿瘤(癌)软脑膜转移,即癌性脑膜炎,是成人脑脊液细胞学检查中检出率最高的恶性疾病。脑脊液细胞学检查是确诊癌性脑膜炎的"金标准",也是监测治疗效果的主要方法。

2. 中枢神经系统原发性肿瘤 某些类型中枢神经系统原发性肿瘤容易累及脑膜并经脑脊液播散,脑脊液细胞学检查可能发现肿瘤细胞。

3. 中枢神经系统白血病与淋巴瘤 脑脊液细胞学检查发现白血病细胞与淋巴瘤细胞是诊断中枢神经系统白血病与淋巴瘤的主要依据。

【注意事项】

1. 淋巴瘤细胞与激活淋巴细胞鉴别 二者的鉴别是脑脊液细胞学检查的难点之一。淋巴瘤细胞具有异型性,细胞核形态多样,核仁明显或者有多个核仁,可见病理分裂象。原发性中枢神经系统淋巴瘤以 B 淋巴细胞型为主,T 淋巴细胞型罕见。而中枢神经系统感染所致的激活淋巴细胞可表现出不典型性,以 T 淋巴细胞为主。

2. 中枢神经系统肿瘤诊断 免疫细胞化学染色、流式细胞分析、分子生物学检测等有助于肿瘤的诊断,此外还需要临床及放射学的证据。

• 思考题 •

1. 脑脊液中的淋巴瘤细胞与激活淋巴细胞如何鉴别?
2. 脑脊液中肿瘤细胞的一般特征是什么?

(陈宇 吕长坤)

附5　某医院检验科脑脊液细胞检查报告单

××医院脑脊液细胞检查报告单（脑脊液常规＋TB＋隐球菌＋细胞学检查）

姓名：×××　　　　　　住院号：×××　　　　　　标本类型：脑脊液　　　　　　标本状态：正常
性别：男　　　　　　　科室：神经内科　　　　　申请医生：×××　　　　　标本编号：56
年龄：45　　　　　　　床号：05　　　　　　　临床诊断：发热待查

脑脊液常规

项目	结果	单位	参考值
颜色	淡红		无色
透明度	浑浊		透明
蛋白定性	±		阴性
细胞总数	2 106	$\times 10^6$/L	
白细胞计数	350	$\times 10^6$/L	儿童＜15，成人＜8
红细胞计数	1 756	$\times 10^6$/L	
涂片检查			
抗酸杆菌	未发现	/HP	无
隐球菌	未发现	/HP	无
淋巴细胞	4	%	淋巴/单核＝7:3或6:4
激活淋巴细胞	5	%	
浆细胞		%	
单核细胞	7	%	
激活单核细胞	5	%	
吞噬细胞	34	%	
中性粒细胞	44	%	
嗜酸性粒细胞	1	%	
嗜碱性粒细胞		%	
瘤细胞	未发现		无
寄生虫	未发现		无

镜检所见：

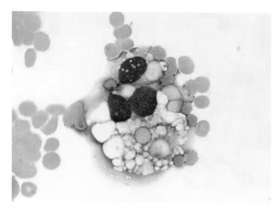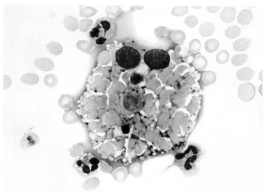

图3-1　脑脊液脱落细胞（瑞-吉染色，×1 000）

1. 形态描述　片中可见大量红细胞和吞噬了红细胞的吞噬细胞、少量淋巴细胞。

2. 提示和建议　异常细胞学，提示脑出血。

送检日期：2023-02-23　　　　　　检验者：×××
报告日期：2023-02-23　　　　　　审核者：×××

附6 某医院检验科脑脊液细胞检查报告单

×× 医院脑脊液细胞检查报告单（脑脊液常规 +TB+ 隐球菌 + 细胞学检查）			
姓名:×××	住院号:×××	标本类型:脑脊液	标本状态:正常
性别:男	科室:神经内科	申请医生:×××	标本编号:57
年龄:65	床号:06	临床诊断:发热待查	

脑脊液常规

项目	结果	单位	参考值
颜色	淡红		无色
透明度	轻微浑浊		透明
蛋白定性	±		阴性
细胞总数	1 320	$\times 10^6$/L	
白细胞计数	150	$\times 10^6$/L	儿童 < 15；成人 < 8
红细胞计数	630	$\times 10^6$/L	
涂片检查			
抗酸杆菌	未发现	/HP	无
隐球菌	未发现	/HP	无
淋巴细胞	24	%	淋巴 / 单核 =7：3 或 6：4
激活淋巴细胞	3	%	
浆细胞		%	
单核细胞	12	%	
激活单核细胞	2	%	
吞噬细胞	11	%	
中性粒细胞	12	%	
嗜酸性粒细胞	1	%	
嗜碱性粒细胞		%	
瘤细胞	35		无
寄生虫	未发现		无

镜检所见:

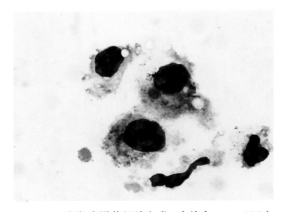

图 3-2 脑脊液脱落细胞（瑞 - 吉染色，×1 000）

1. **形态描述** 片中可见细胞胞体偏大,胞质量丰富,有空泡,胞核不规则,核偏位,染色质致密,核仁明显。
2. **提示和建议** 异常细胞学,提示局限性星形细胞胶质瘤?

送检日期:2023-02-23	检验者:×××
报告日期:2023-02-23	审核者:×××

第四章

尿液脱落细胞形态学实验

肾脏形成的尿液无细胞成分,当尿液流经肾小管、肾盂、输尿管、膀胱及尿道时,可混入各部位脱落的细胞。尿液脱落细胞检查对尿道良、恶性疾病诊断及疗效观察具有重要价值。

实验十二　尿液脱落细胞涂片制备与染色

【实验目的】

掌握尿液标本涂片常用制备及染色方法。

【实验原理】

采用普通离心机离心后手工制片,或者采用细胞离心涂片机制片或液基薄层制片机制片,经固定、染色后即可用于显微镜细胞学检查。

【实验器材】

1. **仪器**　低速离心机/细胞离心涂片机/液基薄层制片机。
2. **其他**　配套吸水垫、细胞收集器、离心管、载玻片、推玻片、一次性塑料吸管等。

【实验试剂】

1. **细胞保存液**　含95%乙醇细胞保存液。
2. **固定液**　乙醚乙醇固定液。
3. **染色液**　SM染色液、瑞-吉染液、巴氏染液或HE染色液。

【实验标本】

尿液标本。

【实验操作】

1. 离心与涂片制备

（1）普通离心机离心后手工制片

1）一次离心法（细胞较多）:标本静置15～30min,留取下层50～100ml倒入4～6支离心管中,以相对离心力400g或水平离心机半径为10cm时1 900r/min,离心5～10min,除净上清液,沉淀物混匀,在载玻片上推成薄片或用竹签涂开,厚度以略能流动为佳。

2）二次离心法（细胞较少）:收集上述4～6支离心管内的沉淀物于1支试管内,以同样条件再离心5～10min;倾去上清液,将沉淀混匀,取沉淀物直接推片或涂片。

（2）细胞离心涂片机制片：按操作程序将载玻片编号,将吸水垫、载玻片完全重叠紧贴,一起放入配套细胞收集器中,同方法（1）离心 1 次,取混匀沉淀物 200μl,1 000 ～ 1 200r/min,离心 10min,取出制好的涂片。

（3）液基薄层制片机制片

1）离心去上清液,取 50ml 尿液,以相对离心力 400g 或水平离心机半径为 10cm 时 1 900r/min,离心 5 ～ 10min,倾去上清液。

2）加入保存液：将沉淀物混匀,转移到保存液瓶中,混匀,静置约 15min。

3）制片：按液基薄层制片机仪器操作流程制片。

2. 固定

（1）干固定：标本涂片后,可手持玻片快速挥干,自然干燥后染色,此法适用于瑞 - 吉染色。

（2）湿固定：标本涂片后,待其潮干时,即刻浸入固定液中,固定 15 ～ 30min;取出涂片,浸入蒸馏水数秒备用,此法适用于巴氏或 HE 染色。

3. 染色 制备好的涂片行瑞 - 吉或者巴氏、HE、SM 染色。

【注意事项】

1. 标本采集 采集自行排出的尿液,需要避免早晨的第一次晨尿,因为晨尿有较多的残渣和退行性变的细胞,且要收集清洁中段尿,避免会阴对尿液的污染。标本采集量最好超过 50ml。

2. 标本运送与处理 采集的尿液标本如在 1 ～ 12h 送检并及时处理,标本不做任何特殊处理。如在 12 ～ 24h 后处理,需要放入 2 ～ 8℃冰箱中保存。如标本保存时间超过 24h,需要加入等量的固定液（50% ～ 70% 乙醇溶液）。

3. 离心与涂片制备 根据各单位实际情况,可以采用细胞离心涂片机制片或者液基薄层制片机制片。

• 思考题 •

1. 进行尿液脱落细胞学检查,根据标本来源不同,有哪几种标本采集方法？

2. 为了制备一张好的尿液脱落细胞检查形态学涂片,采用普通离心机离心后手工制片应该注意哪些问题？

（刘首明　卢卫国）

实验十三　尿液良性病变脱落细胞形态学检查

【实验目的】

掌握染色后尿液中红细胞、白细胞、上皮细胞、管型的形态特征;熟悉尿液中常见结晶的形态特点;了解尿液中其他有形成分的形态特点。

【实验原理】

尿沉渣中的有形成分染色后,形态、结构显示清晰,特别是细胞、管型经染色后,易于识别和鉴别,可显著提高阳性检出率。

【实验标本】

良性病变尿液染色涂片。

【实验操作】

1. 低倍镜检查　将染色好的涂片放在显微镜载物台上,用 10 倍物镜以"弓"字形不漏视野地快速浏览全片,结合常规细胞计数结果,判断涂片细胞收集效果是否满意。如收集效果不满意,应重新制片。评价染色效果,观察细胞的分布和排列、细胞核的变化,低倍镜下观察有无异常细胞或病原体成分,发现异常成分时需要转油镜观察,进一步确认。

2. 高倍镜或油镜检查　针对低倍镜下发现的异常细胞或细胞团,巴氏或 HE 染色涂片转用 40 倍物镜,仔细观察细胞的结构特征,特别是细胞核的结构,以确诊细胞的性质;瑞 - 吉染色后的涂片在 10 倍物镜下找到问题细胞后,常用油镜来观察细胞细微结构;体积小的微生物建议用油镜观察。

【涂片及细胞形态特征】

1. 涂片特征　良性病变时,尿液标本中可见大量膀胱在扩张、收缩时脱落的各种移行上皮细胞,细胞不成团,单个散在或有小聚集(标本离心所致),无乳头状结构,上皮细胞核无明显改变,背景不够清晰,中性粒细胞增多,杂质多。

2. 良性涂片常见细胞形态

(1)尿路上皮细胞

1)表层尿路上皮细胞:①未染色,表层尿路上皮细胞体积差异性较大,膀胱收缩时,细胞体积偏小,多呈圆形;膀胱充盈时,细胞体积变大,呈多边形。细胞散在或成片分布,胞质有颗粒感,胞核相对鳞状上皮细胞偏大,可为一个或多个,染色质呈颗粒状。②瑞 - 吉染色,胞质丰富,呈灰蓝色,胞核规整,呈圆形或卵圆形,呈紫红色,染色质细致均匀。③巴氏 /HE 染色,细胞大小不一,胞质相对鳞状上皮细胞偏厚重。巴氏染色胞质呈蓝色,胞核呈深蓝色;HE 染色胞质呈淡玫瑰红色,核仁呈红色。④ SM 活体染色,活的细胞胞质呈颗粒状,呈淡蓝色,胞核着色偏深,呈蓝紫色;死的细胞胞质呈粉红色,胞核呈紫红色。

2)中层尿路上皮细胞:又称尾形上皮细胞,多来自肾盂,亦可来自输尿管或膀胱颈部。①瑞 - 吉染色:该类细胞形态多变,呈圆形、梨形、梭形或尾形,散在或成片分布,胞质有颗粒感,胞核偏大,核质比相对表层尿路上皮细胞偏高,染色质细致均匀。②巴氏 /HE 染色:细胞散在或成堆分布,核质比略高,核呈圆形,核染色质呈均匀颗粒状,核膜光滑。巴氏染色胞质呈蓝色,胞核呈深蓝色;HE 染色胞质呈淡玫瑰红色,核仁呈红色。③ SM 活体染色:活的细胞胞质呈颗粒状,呈淡蓝色,胞核着色偏深,呈蓝紫色;死的细胞胞质呈粉红色,胞核呈紫红色。

3)底层尿路上皮细胞:①瑞 - 吉染色,底层尿路上皮细胞呈圆形,体积偏小,成片或散在分布,胞核大,呈圆形或椭圆形,核质比高,染色质呈颗粒状,核仁较小。②巴氏 /HE 染色,细胞散在或成团,体积较小,核质比较中层尿路上皮细胞更高,核为圆形、居中。巴氏染色胞质呈蓝色,胞核呈深蓝色;HE 染色胞质呈淡玫瑰红色,核仁呈红色。③ SM 活体染色,染色效果同表层尿路上皮细胞。

(2)鳞状上皮细胞:主要来自膀胱三角区、尿道和女性外阴等,为非角化型鳞状上皮细胞。尿液鳞状上皮细胞形态同宫颈鳞状上皮细胞,其瑞 - 吉染色、巴氏 /HE 染色特点基本相同。SM 活体染色,活的细胞胞质无颗粒或仅有少量颗粒,呈淡蓝色,胞核着色偏深,呈蓝紫色;死的细胞胞质呈粉红色,胞核呈紫红色。

(3)非典型尿路上皮细胞:①瑞 - 吉染色,该类细胞成团或成片分布,细胞边界不清,胞质量稍多,核质比至少为1∶0.5。胞核增大且满足以下条件中的至少一项：核深染；染色质粗糙，呈团块状；核膜不规则。②巴氏/HE染色，细胞多成团分布，边界规则光滑，核质比轻微增加，核染色质淡染，呈均匀颗粒状，核膜规则，背景干净。巴氏染色胞质呈蓝色，胞核呈深蓝色；HE染色胞质呈淡玫瑰红色，核仁呈红色。

（4）肾小管上皮细胞：肾小管上皮细胞来自近曲小管、髓袢、远曲小管、集合管、肾乳头的单层肾小管上皮。该类细胞散在或成堆分布，胞体偏小，体积是白细胞的1.5倍左右，直径不超过15μm，胞体不规则，胞核偏大，居中或偏位，核质比高。①瑞-吉染色：胞质呈紫红色，胞核呈蓝紫色。②巴氏/HE染色：巴氏染色胞质呈淡蓝色，胞核呈深蓝色；HE染色胞质染红色。③活体染色：活体染色时该类细胞极易着色，S染色胞质呈紫红色，胞核呈蓝色；SM染色胞质呈淡紫红色，胞核呈深紫红色。

注意形态相似的有形成分之间的鉴别。尿液中白细胞、肾小管上皮细胞、底层移行上皮细胞鉴别见表4-1。

表4-1 尿液白细胞、肾小管上皮细胞、底层移行上皮细胞鉴别

细胞名称	白细胞	肾小管上皮细胞	底层移行上皮细胞
大小	10～12μm	较中性粒细胞大1.5倍	与肾小管上皮细胞接近
形态	圆形，脓细胞边缘不整	多边形，可不规则	圆形或卵圆形
核形	分叶形，加酸后明显结构紧密	核大、圆形，结构细致，染色后明显	圆形稍大，结构细微，染色后明显
胞质颗粒	胞质多，脓细胞中可有多种颗粒	胞质少，胞质可含不规则颗粒、脂肪滴等，偶见含铁血黄素颗粒	胞质稍多，一般无颗粒
过氧化物酶	中性粒细胞呈阳性	阴性	阴性
其他	常见于炎症	可见于肾实质损害	偶见于炎症

（5）巨噬细胞：巨噬细胞有吞噬功能，来源于单核巨噬系统。①未染色：直径20～100μm，胞体呈圆形或不规则，胞质丰富，其内可见圆形、卵圆形或马蹄形包涵体，胞核小或消失。②瑞-吉染色：细胞呈圆形或不规则形，胞体大小不等，胞质丰富，可见空泡，呈泡沫状，胞质内可见淡蓝色的包涵体和吞噬的中性粒细胞；胞核不规则，染色质呈疏松网状。③巴氏/HE染色：巴氏染色后胞质通常呈蓝灰色，胞核呈深蓝色；HE染色胞质染红色，核仁呈紫红色。④活体染色：体积大或巨大，胞质丰富且质地厚重，可见吞噬的脂类、细胞及包涵体，SM或S染色脂类物质不着色，细胞及细胞碎片均可着色。

尿液标本经SM染色后，细胞、管型、细菌、真菌等染色情况见表4-2。

表4-2 尿液有形成分SM染色结果判断

分类	有形成分	染色结果
细胞	红细胞	淡紫色

分类	有形成分	染色结果
细胞	浓染白细胞	胞核染深红到淡紫色,胞质染紫色或淡红色到紫红色,胞质内颗粒粗,无运动性,细胞大小较一致,多为老化死亡细胞
	淡染白细胞	核染淡蓝到蓝色,界限不清,胞质呈无色到淡蓝色,可见细小灰白色颗粒,有运动性
	闪光细胞	核染淡蓝到蓝色,胞质内颗粒呈苍白色或淡蓝色,充满能布朗运动的"闪光"颗粒
	上皮细胞	核染紫色到深紫色,胞质呈淡桃红色到淡紫色
管型	透明管型	淡红色或紫色
	颗粒管型	淡紫色到紫蓝色
	细胞管型	深紫色
	蜡样管型	紫红色到深紫色
	脂肪管型	脂肪滴不着色
其他	细菌	活菌不着色或略带淡红色,死菌着紫色
	酵母样真菌	不着色或淡紫色
	滴虫	染淡蓝色或淡紫色,易见鞭毛及轴柱

【 非肿瘤性疾病细胞学特点 】

1. **细菌感染**　泌尿系统急性炎症时,尿液中有核细胞增多,以中性粒细胞为主,可伴尿路上皮细胞增多;感染严重时尿路上皮细胞可成片脱落,需要与肿瘤细胞进行鉴别。慢性炎症时常可见数量不等的巨噬细胞,偶见浆细胞和/或淋巴细胞。

2. **病毒感染**　由于病毒的不同,细胞可出现特征性改变,核内包涵体是诊断病毒感染的重要形态学线索。

3. **尿路结石**　结石可损伤尿路上皮,所以尿液中不仅可见大量新鲜红细胞,亦可见散在或成团脱落的尿路上皮细胞,可伴各种类型的结晶出现。注意成团脱落的上皮细胞,体积偏大,细胞边界不清,胞核可出现异型性改变,染色质厚重,易误认为肿瘤细胞。

【 结果报告 】

1. **细胞**　报告最低数～最高数/HP 或平均值/HP,并报告细胞种类。
2. **管型**　报告最低数～最高数/LP 或平均值/LP,并报告管型种类。
3. **结晶、细菌、真菌、寄生虫等**　报告方式见表4-3。

表 4-3 尿结晶、细菌、真菌、寄生虫等报告方法

成分	报告等级					
	−	±	1+	2+	3+	4+
结晶	0	散在于数个视野	占视野 1/4	占视野 1/2	占视野 3/4	满视野
细菌及真菌	0	散在于数个视野	各视野均可见	量多、团状聚集	无数	满视野
寄生虫及寄生虫卵	0	—	1～4 个/HP	5～9 个/HP	>10 个/HP	满视野

【临床意义】

1. 细菌感染 泌尿系统细菌感染可通过尿液培养而鉴定出各种致病菌。

2. 病毒感染 泌尿系统病毒感染不常见,常发生于使用免疫抑制剂或存在免疫缺陷的患者。须辅以免疫细胞化学染色及 PCR 技术进行确诊。

3. 尿路结石 尿路结石主要发生于肾盂或输尿管中,膀胱、尿道少见。应密切结合病史及其他检查综合分析。

【注意事项】

1. 标本 必须新鲜。①尿液 pH 为 6 时染色效果最佳,但 pH 在 6～8 之间亦可使用;pH > 8 的碱性尿液,可用盐酸将 pH 调节为 5.5 左右,再行染色。②肉眼血尿、脓尿标本,盐类过多的浑浊标本不适合离心镜检,因结晶导致浑浊的标本,可经加热或加酸等方法处理后,再做离心镜检。③标本不足 10ml 不适合做离心镜检(必要时可注明尿量)。

2. 染液 SM 染液保存于阴暗处,如出现细微颗粒样物质,表示染色性能降低,不宜使用。

3. 尿沉渣与染液比例 尿沉渣和 SM 染液比例以 4∶1 或 5∶1 为佳,若染液比例增加,可导致淡染细胞有减少倾向。

4. 染色时间 SM 染色时间要适当,染色后 10min 之内观察效果较好,染色过久可引起淡染细胞向浓染细胞过渡,也会使闪光细胞失去布朗运动。

5. 干扰因素 ①胆红素尿时,尿液中有形成分易被黄染而呈现其他颜色,影响其真实颜色,观察时应注意鉴别。②如需要进行尿沉渣定量计数,须严格按比例加入染液,计算结果时应按加入染液后的稀释比例进行换算修正,避免稀释问题影响定量结果准确性。③染液自身会形成色素颗粒,易被误认为尿沉渣成分,应注意鉴别。

6. 染色方法选择 染色后显微镜检查主要用于发现某些病理成分的遗漏或误认,确定某些特殊成分(如管型、肿瘤细胞、异形细胞等),但并不排斥未染色法。除 SM 染色法外,根据观察、分析的目的不同,还有多种染色方法可选择,但应注意不同染色方法的试剂特点、染液制备和保存方式、染色流程、结果观察等方面的差异。

7. 涂片背景 尿液标本中有形成分、结晶多,使尿液涂片背景脏、杂质多。

•思考题•

1. 尿沉渣形态学检查对尿液的理化特性有哪些要求?为什么?

2. 尿沉渣中常见有形成分有哪些?经 SM 染色后其形态特点分别是什么?

（乔凤伶　陈丽惠）

实验十四　尿液恶性病变脱落细胞形态学检查

【实验目的】

掌握尿液中各类尿路上皮细胞与恶性肿瘤细胞形态学鉴别要点；熟悉尿液中恶性肿瘤细胞形态学特点；了解尿液中其他有形成分的形态特征。

【实验原理】

制备尿液脱落细胞涂片，经固定染色后，尿液脱落细胞形态、结构显示清晰，显微镜下根据各类有形成分的形态特点进行识别。

【实验标本】

恶性病变尿液脱落细胞染色涂片。

【实验操作】

针对低倍镜下发现的异常细胞或细胞团，巴氏或 HE 染色涂片转用 40 倍物镜，仔细观察细胞的结构特征，特别是细胞核的结构，以确诊细胞的性质；瑞 - 吉染色后的涂片在 10 倍物镜下找到问题细胞后，常用油镜来观察细胞细微结构。

【涂片及细胞形态特征】

1. 尿路上皮肿瘤涂片特征　细胞数量及类别与病变类型、染色方式密切相关。泌尿道恶性肿瘤时，尿液脱落细胞涂片一般表现为可见数量不等、形态不一的异常细胞，异常细胞常成堆或散在分布。

2. 尿路上皮肿瘤细胞形态特征

（1）可疑高级别尿路上皮癌

1）瑞 - 吉染色：散在或成堆分布；细胞体积增大，细胞大小较一致，胞质呈蓝色或灰蓝色；胞核偏大，核质比增加，核质比至少为 1：0.5，核染色质呈颗粒状、厚重、深染；核仁小或明显。肿瘤性背景不明显。

2）巴氏 /HE 染色：与瑞 - 吉染色基本相同，细胞体积比瑞 - 吉染色小，肿瘤性背景不明显。巴氏染色胞质呈蓝色或深蓝色，HE 染色呈红色。

（2）低级别尿路上皮癌

1）瑞 - 吉染色：散在或成片分布，排列紊乱，有时可在细胞团中见纤维血管轴心。细胞大小一致，与正常尿路上皮细胞相似，胞质呈淡蓝色；胞核偏大，胞核大小一致，核质比略增高；染色质细致，核仁明显。

2）巴氏 /HE 染色：与瑞 - 吉染色基本相同，细胞体积比瑞 - 吉染色小。胞质巴氏染色呈较深蓝色，HE 染色呈红色。

（3）高级别尿路上皮癌

1）瑞 - 吉染色：细胞常成片或成堆分布；细胞体积增大，大小不一；胞质量少，呈强嗜碱性，呈深蓝色，部分病例胞质内可见脂质空泡；胞核大，核质比明显增高；染色质厚重、致密、深染，核仁明显。

2）巴氏 /HE 染色：与瑞 - 吉染色基本相同,细胞体积比瑞 - 吉染色小。胞质巴氏染色呈较深蓝色,HE 染色呈红色。

【结果报告】

根据巴黎尿液细胞学报告系统（TPS 2.0）进行分级报告。Ⅰ级：标本无法诊断 / 标本不满意。Ⅱ级：高级别尿路上皮癌阴性。Ⅲ级：非典型尿路上皮细胞。Ⅳ级：可疑高级别尿路上皮癌。Ⅴ级：高级别尿路上皮肿瘤。Ⅵ级：其他恶性肿瘤及病变。TPS 2.0 诊断标准见表4-4。

表 4-4　尿液脱落细胞 TPS 2.0 各级诊断标准

N/C 增加，≥ 0.5（加至少 1 条）	是否存在多瘤病毒、肉芽肿、导尿、结石等病因		是	高级别尿路上皮癌阴性
			否	非典型尿路上皮细胞
N/C 增加，≥ 0.7（加至少 2 条）	核深染	上尿路	< 10 个	可疑高级别尿路上皮癌
	核膜不规则	异型细胞数量	≥ 10 个	高级别尿路上皮癌
			5 ～ 10 个	可疑高级别尿路上皮癌
	核染色质增粗	下尿路	≥ 5 ～ 10 个	高级别尿路上皮癌

注：N/C 为细胞核的横断面积 / 细胞的横断面积。

【临床意义】

泌尿道恶性病变尿液脱落细胞检查是临床筛查泌尿系统及尿路肿瘤的一种经济有效、简便、无创伤的检查方法,对高危人群的筛查、泌尿道肿瘤病情追踪和疗效观察有重要意义,但是受标本质量、制片质量及阅片人经验影响较大。

【注意事项】

1. 显微镜检查　低倍镜浏览涂片,不遗漏视野地有序观察,熟练掌握低倍镜下的细胞形态特征;对低倍镜下发现的异型细胞,须使用高倍镜或油镜仔细观察并分析其特点,特别是核染色质结构及核质比。泌尿系统某些良性疾病也可以导致细胞出现异型性,因此,镜检时应密切结合临床考虑病变细胞的来源。

2. 结合临床考虑病变细胞的来源　尿道结石患者,尿路上皮细胞可出现异型性,需要慎重。女性尿液易混入阴道分泌物;男性尿液可能混有前列腺液或精液的脱落细胞;当肾实质损伤时,尿液中可出现肾小管上皮细胞。因此,在镜检时要密切结合临床考虑病变细胞的来源。

3. 避免过度诊断　尿液检查对高级别尿路上皮细胞肿瘤灵敏度较高,对低级别的恶性细胞却较难鉴别,对于疑难细胞,要对比分析、综合判断,避免过度诊断。

4. 结果报告　各医院可根据实际情况采用不同的报告方式,推荐使用巴黎尿液细胞学报告系统（TPS）。细胞形态学检查诊断低级别尿路上皮癌的特异度及灵敏度并不高。原因是低级别尿路上皮癌在细胞形态上很难与良性细胞或反应性改变细胞相区别。因此,有的实验室用"发现异型尿路上皮细胞"或"尿路上皮癌细胞不能排除"等术语报告,旨在提醒临床医生做进一步检查。

•思考题•

1. 巴黎尿液细胞学报告系统（TPS 2.0）诊断分级报告的主要内容有哪些？各级诊断标准是什么？

2. 临床实验室一般如何减少、排除尿液脱落细胞检查的干扰因素？

（乔凤伶 高海燕）

附7　某医院检验科尿液细胞学检查报告单

尿液细胞学检查报告单

标本号：×××

姓名：×××	性别：女	年龄：45岁	床号：12	临床诊断：肾盂肾炎？
科别：普外科	住院号：××××	送检医生：×××		送检物：尿液
制片方法：推片法		染色方法：瑞-吉染色		

一般性状：

颜色：黄色　　　　　　　　透明度：浑浊

白细胞计数：3 160×10⁶/L　　　红细胞计数：20×10⁶/L　　　上皮细胞计数：105×10⁶/L

白细胞计数：$3\,160\times10^6/L$　　　红细胞计数：$20\times10^6/L$　　　上皮细胞计数：$105\times10^6/L$

有核细胞分类：

淋巴细胞	2%	中性粒细胞	41%	吞噬细胞	5%
嗜酸性粒细胞	0%	嗜碱性粒细胞	0%	含铁血黄素吞噬细胞	0%
鳞状上皮细胞	2%	表层移行上皮细胞	20%	中层移行上皮细胞	24%
底层移行上皮细胞	8%	肿瘤细胞	0%	其他细胞	0%

镜检所见：

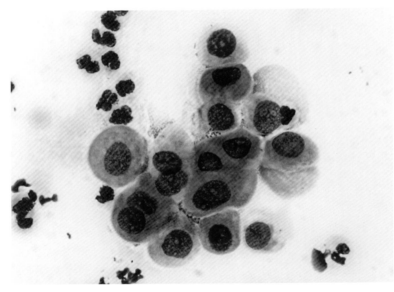

图4-1　尿液脱落细胞（瑞-吉染色，×1 000）

1. 形态描述　有核细胞增多，可见大量中性粒细胞及少量红细胞，中、底层尿路上皮细胞易见（具有一般尿路上皮细胞特点，胞质偏蓝，核质比略高，可见小核仁）；未见异型细胞。

2. 分级报告　未见恶性细胞。

3. 提示和建议　细胞学未见明显异常，建议结合临床进一步明确诊断。

送检日期：2023-10-10　　　　　　　检验者：×××

报告日期：2023-10-10　　　　　　　审核者：×××

附8　某医院检验科尿液细胞学检查报告单

尿液细胞学检查报告单

标本号：×××

姓名：×××	性别：女	年龄：55 岁	床号：10	临床诊断：肾盂肾炎
科别：普外科	住院号：×××	送检医生：×××		送检物：尿液
制片方法：推片法		染色方法：瑞-吉染色		

一般性状：

颜色：红色　　　　　　　　透明度：浑浊

白细胞计数：103×10^6/L　　　红细胞计数：$1\,780 \times 10^6$/L　　　上皮细胞计数：235×10^6/L

有核细胞分类：

淋巴细胞	25%	中性粒细胞	15%	吞噬细胞	0%
嗜酸性粒细胞	0%	嗜碱性粒细胞	0%	含铁血黄素吞噬细胞	0%
鳞状上皮细胞	25%	表层移行上皮细胞	15%	中层移行上皮细胞	5%
底层移行上皮细胞	0%	肿瘤细胞	15%	其他细胞	0%

镜检所见：

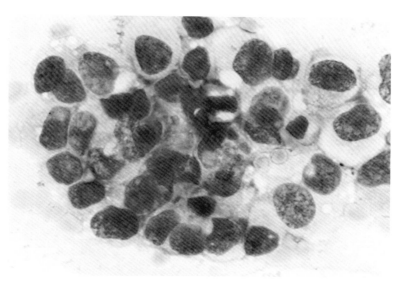

图 4-2　尿液脱落细胞（瑞-吉染色，×1 000）

1. 形态描述　可见异常细胞，呈散在或成片分布，异常细胞体积较大，胞质较薄，呈蓝色或灰蓝色，无颗粒感，胞核清晰，一个或多个，核偏位，核染色细致，核仁清晰，核质比高。可见大量红细胞。

2. 分级报告　见异常细胞，疑为高级别尿路上皮癌。

3. 提示和建议　见异常细胞，疑为高级别尿路上皮癌，建议结合临床进一步明确诊断。

送检日期：2023-10-10　　　　　　　检验者：×××

报告日期：2023-10-10　　　　　　　审核者：×××

附 9 某医院病理科尿液细胞学检查报告单

尿液细胞检查报告单

标本号：×××

姓名：×××　　性别：女　　　年龄：64 岁　　床号：22　　临床诊断：盆腔肿瘤
科别：普外科　　住院号：××××　送检医生：×××　　　　　　　送检物：尿液
制片方法：推片法　　　　　　　染色方法：巴氏染色

镜检所见：

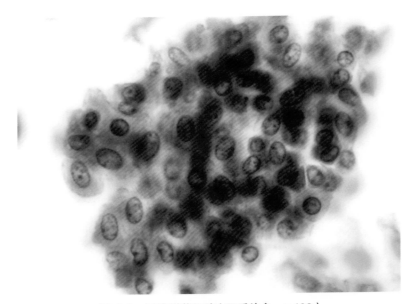

图 4-3　尿液脱落细胞（巴氏染色，×400）

报告　查见恶性细胞（低级别尿路上皮癌）。

送检日期：2023-10-12　　　　　　检验者：×××
报告日期：2023-10-19　　　　　　审核者：×××

第五章

乳头溢液脱落细胞形态学实验

乳头溢液是乳腺疾病的一种常见症状,乳头溢液脱落细胞学检查在诊断乳腺炎症及乳腺肿瘤等疾病方面有一定的临床意义。

实验十五　乳头溢液脱落细胞涂片制备与染色

【实验目的】

掌握乳头溢液脱落细胞手工涂片制备方法。

【实验原理】

取乳头溢液滴于载玻片上,手工制成涂片,经固定、染色后即可用于显微镜细胞学检查。

【实验器材】

1. **仪器**　显微镜、低速离心机。
2. **其他**　离心管、载玻片、一次性塑料管、吸管等。

【实验试剂】

1. **固定液**　如 95% 乙醇、3.7% 中性缓冲甲醛液、甲醇等。
2. **染色液**　瑞 - 吉染液、巴氏染液或 HE 染液。

【实验标本】

乳头溢液标本。

【实验操作】

1. **标本采集**　用微量吸管吸取乳头溢液,将标本注入带帽的 EP 管(容量 2ml)内,静置。
2. **制片**
（1）推片法：适用于分泌物较多的标本,将离心后的标本管缓慢取出,用一次性塑料吸管吸出上清液,留底部沉渣 0.2 ～ 0.5ml,混匀后取约 10μl 滴加在载玻片一端,推片制片,一般制备 3 ～ 5 张。
（2）刮片法或印片法：乳头或乳腺其他部位有糜烂、溃疡或瘘管口者,先拭去表面的坏死组织,再用小刮板轻轻刮取分泌物直接涂片。也可用消毒干燥的载玻片,在病变部位轻压、印片,染色后进行细胞学检查。
3. **固定**
（1）干固定：待标本自然干燥后备用,此法适用于瑞 - 吉染色。

（2）湿固定：待标本潮干时，即刻浸入固定液中，固定 15 ～ 30min；取出涂片浸入蒸馏水数秒备用，此法适用于巴氏或 HE 染色。

4. 染色 干固定涂片用瑞 - 吉染色；湿固定涂片用巴氏或 HE 染色。

【注意事项】

1. 标本采集 ①标本采集时须规范操作，根据患者乳腺有无肿块及症状选择合适的采集方法。②当溢液在乳管开口处外溢时，用载玻片承接，制成涂片。③如溢液较多，为避免陈旧溢液中的细胞发生退变而影响判断，可先弃去最初的溢液再用无菌容器收集。④血性或脓液性溢液建议使用含 EDTA 抗凝剂的容器留取。⑤由于乳头溢液量多少不一，涂片中有价值的细胞数量不等，可连续多次送检提高阳性率。

2. 标本运送 溢液较少时，可将制作好的涂片送检；使用无菌容器收集的标本须及时送检。

3. 标本及时处理 标本接收后要及时处理，避免细胞及其他有形成分破坏。未能及时处理的标本应放在 2 ～ 8℃冰箱中冷藏，不超过 24h。

4. 标本离心 以相对离心力 200g（500 ～ 800r/min），离心时间 2 ～ 5min 为宜，避免细胞破坏或聚积成团。

5. 涂片制备 根据标本量及性状，选择合理的制片方法，推片为首选方法；若标本量较少，可以选择刮片法或印片法。注意制作的涂片，片膜薄厚均匀，避免过薄或过厚。

6. 涂片评价 细胞固定良好，染色后细胞核、胞质及细胞团结构清晰。

• 思考题 •

1. 乳头溢液标本离心时为何速度不宜太快、时间不宜过长？

2. 乳头溢液细胞制片湿固定有何优点？

（吕长坤　罗星星）

实验十六　乳头溢液良性病变脱落细胞形态学检查

【实验目的】

掌握炎性病变乳头溢液及乳腺导管内乳头状瘤细胞形态学特征；了解生理性溢液和病理性溢液的区别。

【实验原理】

将采集的乳头溢液标本制成涂片，经固定、染色后，采用显微镜观察细胞形态特征。

【实验材料】

炎性乳头溢液标本或教学片。

【实验操作】

将制备好的涂片标本放在显微镜载物台上，先用 10 倍物镜浏览全片，观察有效细胞成分、染色效果等情况，判断标本满意度。然后一手调微调，一手移动推进器，从玻片一端开始，不遗漏视野地仔细观察全片,发现异型细胞时,即转 40 倍物镜仔细观察及鉴别。

【涂片及细胞形态特征】

1. 涂片特征　可见少量导管上皮细胞、鳞状上皮细胞、泡沫细胞、顶泌汗腺样细胞及炎细胞等。

2. 良性涂片常见细胞形态

(1)导管上皮细胞:体积较小,多成团或成片分布,胞核呈圆形,大小较一致,染色质均匀,呈细颗粒状,无核仁或隐约可见。

(2)顶泌汗腺样细胞(大汗腺样细胞):分为不成熟的顶泌汗腺样细胞和成熟的顶泌汗腺样细胞。成熟的顶泌汗腺样细胞胞质量丰富,颗粒感明显,细胞核大小基本一致,呈圆形、居中,核仁明显;不成熟的顶泌汗腺样细胞体积大,胞质丰富,颗粒不明显,细胞核大,核仁明显。

(3)泡沫细胞:呈圆形或卵圆形,成团或散在分布,细胞直径为 15 ~ 100μm,胞质丰富、淡染,充满小空泡,呈泡沫状;细胞核常为单个,双核或多核偶见,呈圆形或卵圆形,染色质细致,有时可见小核仁。

(4)各种炎细胞:乳腺炎症时,涂片中可见各种炎细胞,包括中性粒细胞、淋巴细胞、浆细胞等,有时可见组织细胞、上皮样细胞及多核巨细胞。炎症时上皮细胞常有增生现象,故可见核分裂象,需要与恶性细胞进行区分。

【结果报告】

一般采用体液细胞学检验诊断报告或者改良巴氏五级分类报告等方法报告。

【临床意义】

1. 乳腺炎症

(1)急性乳腺炎:乳头溢液多为黄色脓性、浆液性或褐色,涂片中可见大量中性粒细胞及脓细胞。

(2)慢性乳腺炎:慢性炎症时,乳头溢液可见大量组织细胞、淋巴细胞、浆细胞及多核巨细胞,其中,多核巨细胞具有特殊意义,常有吞噬现象。此外,还可见导管上皮细胞,该类细胞可出现轻度异型或退化变性。

2. 乳腺导管扩张症　乳腺导管扩张症为乳腺分泌物淤滞使乳腺导管扩张所致,多见于中年女性,常发生于单侧乳腺,约 20% 病例伴有乳头溢液,溢液多为浆液、血性或脓性。乳头溢液可见泡沫细胞、中性粒细胞、淋巴细胞、浆细胞、鳞状上皮细胞、顶泌汗腺化生细胞及导管上皮细胞,出现的细胞成分取决于该病发病的阶段。

3. 乳腺导管内乳头状瘤　涂片中的乳腺导管内乳头状瘤细胞呈大片分布,呈乳头状或分叶状排列,细胞间黏着性好,细胞核大小基本一致,周边细胞核常被压扁,包围在细胞团外表层,无浆液空泡;中心区域的细胞大小不等,有胞质空泡,有时细胞出现不同程度的异型性。

【注意事项】

1. 涂片制备　如果标本量较多,可将标本离心后,取沉淀进行制片;若沉淀细胞数量较多,可适当多留上清液;合格的涂片薄厚适度,染色后的细胞结构清晰。

2. 染色　瑞 - 吉染色适用于白细胞分类和异型细胞筛查;HE 染色有助于良、恶性细胞的鉴别,若细胞不典型或不易鉴别,可结合免疫组化染色及其他检测技术进行明确。

• 思考题 •

1. 急性乳腺炎症乳头溢液可见什么细胞?
2. 乳腺导管内乳头状瘤细胞形态特征有哪些?

（闫立志　罗庆新）

实验十七　乳头溢液恶性病变脱落细胞形态学检查

乳腺恶性肿瘤也可出现乳头溢液,溢液的颜色及细胞成分与良性疾病不同,恶性肿瘤性溢液多为血性,镜下可见各种形态的恶性肿瘤细胞。

【实验目的】

掌握乳头溢液常见恶性肿瘤细胞形态特征。

【实验原理】

乳头溢液涂片经固定、染色后,在显微镜下即可观察、辨认细胞的形态。

【实验标本】

乳头溢液常见恶性肿瘤细胞学染色涂片。

【实验操作】

显微镜检查操作流程主要包括低倍镜观察全片、高倍镜检查(巴氏染色/HE)或油镜检查(瑞-吉染色)等步骤。

【恶性肿瘤细胞形态学特征】

(一)浸润性导管癌

浸润性导管癌来源于乳腺导管上皮,癌细胞突破乳腺导管基底膜,并向间质浸润,是乳腺癌中最常见的一型,占70%～80%。

1. 涂片特征　细胞量多,细胞形态大小各异,异型细胞聚成小团,排列松散。偶见导管或腺泡样结构。浸润癌的特征性背景是坏死、出血,无肌上皮样细胞。液基细胞制片时,浸润癌特征性背景不明显。

2. 细胞形态

(1)瑞-吉染色:细胞结构、形态变化较大,可形成三维簇状、合胞体,偶可见腺泡(腺样)排列。细胞大小差异明显,大多数恶性细胞大于正常导管细胞。细胞核大小不一,胞核边缘不规则,核质比(N/C)增大,胞核深染,染色质呈粗颗粒状,有明显大核仁;恶性细胞成簇聚集,极性缺失,核呈镶嵌状。

(2)巴氏/HE染色:细胞形态与瑞-吉染色基本相同,但因染色中有脱水过程,所以细胞整体比瑞-吉染色小。胞质一般为嗜碱性,可有空泡化和/或花边,偶尔表现出胞质空泡化或细胞内管腔。

（二）浸润性小叶癌

1. 涂片特征　由于浸润性小叶癌伴有间质纤维化，肿瘤细胞数量少；细胞单个散在分布或成团，成团细胞可呈镶嵌式排列或链状排列；细胞较小，恶性特征不明显；背景较干净，无肌上皮样细胞。

2. 肿瘤细胞形态　细胞小，散在分布，多形性和异型性较小。胞质内空泡形成，可出现偏心细胞核以及印戒细胞，细胞相对较小，核质比增高。细胞核呈细颗粒状，浅染或轻度深染。可有胞核轻度不规则，可能有小核仁。

（三）佩吉特病

乳房佩吉特病是一种乳头或乳晕表皮内出现恶性上皮细胞的病变，呈湿疹样外观，又称为湿疹样癌。

1. 涂片特征　涂片可见大量炎性渗出物，除浆液及纤维素外，还有大量中性粒细胞、组织细胞及其他类型细胞。

2. 肿瘤细胞形态　在炎性背景可以找到体积偏大的细胞，该类细胞胞质丰富、浅染透明，可有空泡，细胞核大、深染，类似癌细胞，称为佩吉特细胞，该类细胞对乳房佩吉特病有诊断意义。

【结果报告】

一般采用体液细胞学检验诊断报告或者改良巴氏五级分类报告等方法报告。

【临床意义】

1. 浸润性导管癌　多数病人因乳腺无痛性肿块而就医，部分病例有血性或浆液性的乳头溢液。乳头溢液细胞学检查有重要价值。

2. 佩吉特病　乳头溢液印片或涂片细胞学检查对早期诊断佩吉特病有一定价值。

【注意事项】

1. 乳头溢液细胞学检查的价值　乳头溢液细胞学检查对乳腺疾病的诊断有重要价值，与乳腺查体及钼靶 X 线检查成为乳头溢液患者一线检查方法，对乳头溢液的良恶性鉴别较大帮助，同时也是一项操作简单、价廉和快速的检查方法。

2. 乳头溢液最常见的病因　乳腺疾病中发生乳头溢液的约占 3%，最常见的原因为导管内乳头状瘤，占乳头溢液病因的 70%。此外，观察溢液中的细胞数量及种类，结合其他相关检查，有助于乳腺疾病的诊断。

3. 注意鉴别非典型增生细胞　乳腺炎症时上皮细胞常有增生现象，需要与恶性细胞进行区分。

•思考题•

浸润性导管癌细胞形态有哪些特点？

（罗庆新　康丽霞）

附10　某医院检验科乳头溢液细胞检查报告单

<table>
<tr><td colspan="5" align="center">乳头溢液细胞检查报告单</td></tr>
<tr><td colspan="5" align="right">标本号：××××</td></tr>
<tr><td>姓名：×××</td><td>性别：女</td><td>年龄：32 岁</td><td>床号：12</td><td>临床诊断：乳腺炎</td></tr>
<tr><td>科别：妇产科</td><td>住院号：××××</td><td colspan="2">送检医生：×××</td><td>送检物：乳头溢液</td></tr>
<tr><td>制片方法：推片法</td><td colspan="3">染色方法：瑞 - 吉染色</td><td></td></tr>
</table>

乳头溢液一般性状：颜色为淡黄色；透明度为浑浊
有核细胞计数：$1\ 440 \times 10^6$/L　红细胞计数：430×10^6/L
有核细胞分类：中性粒细胞 98%；巨噬细胞 2%；其他细胞 0%

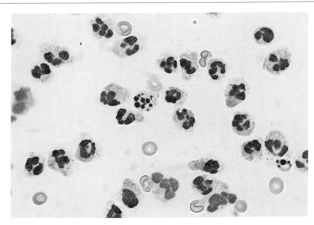

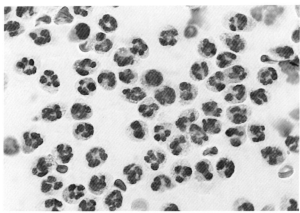

图 5-1　乳头溢液脱落细胞（瑞 - 吉染色，×1 000）

1. **形态描述**　有核细胞明显增多，以中性粒细胞为主，巨噬细胞偶见，红细胞少量；未见异型细胞及细菌。
2. **分级报告**　中性粒细胞比例及数量明显增多，提示炎症。
3. **提示和建议**　建议结合临床，进一步明确。

送检日期：2023-10-10　　　　　　检验者：×××
报告日期：2023-10-17　　　　　　审核者：×××

附 11 某医院病理科乳头溢液细胞检查报告单

乳头溢液细胞检查报告单

标本号：××××

姓名：×××	性别：女	年龄：55 岁	床号：22	临床诊断：乳腺癌
科别：乳腺科	住院号：×××××	送检医生：×××		送检物：乳头溢液
制片方法：推片法		染色方法：巴氏染色		

镜检所见：

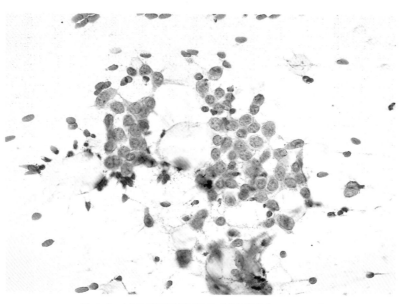

图 5-2　乳头溢液脱落细胞（巴氏染色，×400）

1. 形态描述　片中可见大量有核细胞及少量红细胞，查到肿瘤细胞，细胞大小不一，胞质嗜碱性强，有空泡，边缘呈绒毛状。可见成团肿瘤细胞，细胞排列呈腺腔状。

2. 分级报告　查见恶性细胞（腺癌细胞）。

3. 提示和建议　细胞学明显异常，建议结合免疫组化及组织病理学检查进一步明确。

送检日期：2023-10-10　　　　　　　　检验者：×××
报告日期：2023-10-10　　　　　　　　审核者：×××

第六章

痰液、刷片及灌洗液脱落细胞形态学实验

呼吸系统是机体与外界进行气体交换的器官,包括鼻、咽、喉、气管、支气管和肺等器官。呼吸系统所涉及的标本类型较多,包括鼻黏膜分泌物、痰液、支气管冲洗液、支气管肺泡灌洗、支气管刷片、经支气管细针穿刺活检标本、肺穿刺活检标本等。呼吸系统细胞种类丰富、形态多变,根据细胞染色后的形态特征及免疫细胞化学染色可以判断细胞种类。细胞学检查对呼吸道良性病变的诊断与鉴别及恶性肿瘤的诊断与鉴别,均有重要的价值。

实验十八　痰、刷片、灌洗液脱落细胞涂片制备与染色

【实验目的】

掌握常规呼吸系统脱落细胞涂片制备与染色。

【实验原理】

呼吸系统标本经液化等预处理,手工或使用细胞离心涂片机、液基薄层细胞制片机等设备制成涂片,经固定处理后进行瑞 - 吉染色或巴氏染色、HE 染色。

【实验器材】

1. 仪器　低速离心机、细胞离心涂片机、液基薄层细胞制片机。
2. 其他　离心管、载玻片、推玻片、一次性塑料吸管、滴管等。

【实验试剂】

1. **黏液液化剂**　二硫苏糖醇(DTT)溶液。
2. **液基薄层细胞制片机配套试剂**　消化液、保存液、DTT 溶解液等。
3. **固定液**　如乙醚乙醇固定液、95% 乙醇固定液等。
4. **染色液**　瑞 - 吉染液、巴氏染液或 HE 染液。

【实验标本】

痰液、支气管刷片、支气管肺泡灌洗液(BALF)标本。

【实验操作】

(一)涂片制备
1. **痰液脱落细胞涂片制备**
(1)取材:用镊子将痰液牵引开,首选血丝及其附近痰液、鲜血旁的黏液、灰白及细丝线样痰液。

有组织块常提示有癌细胞,应送病理组织检查。血块、脓块、灰黑色胶冻痰、泡沫痰等常无癌细胞。

（2）制片

1）直接涂片:①压拉涂片法,将标本挑取到载玻片约 1/3 交界处,用另一张清洁的载玻片盖在痰液上,轻轻旋转,然后在水平位置边压边拉,快速分开两张涂片。②涂抹法,用竹签将标本滴在载玻片上,由载玻片中心以顺时针方向向外转圈涂抹,不能来回转圈。或从载玻片一端开始沿一个方向,一次涂抹而成,不要重复,涂布至玻片的 1/2 ～ 2/3 范围。

2）DTT 液化后制片:在标本中加入 2 倍体积的 DTT 溶液,充分混匀后,置于室温下液化 30 ～ 60min,并不断混匀,普通离心机离心后取沉淀备用。制片方式包括:①沉淀手工推片,操作同血涂片推片;②沉淀加适量生理盐水后用细胞离心涂片机制片;③液基薄层制片,参照各仪器操作规程;④细胞蜡块制备,沉淀加到固定液中保存,1 500 ～ 2 000r/min 离心 10min,静置 2 ～ 5h,弃上清液,滤纸吸取多余液体,用小匙轻轻取出沉淀物,放在擦镜纸上包好,然后放入包埋盒中,将包埋盒放入相同的固定液中继续固定,送组织学做石蜡包埋切片。

2. 支气管刷片细胞涂片制备

（1）直接涂片:毛刷与玻片平行,沿一个方向涂抹,避免反复涂抹。

（2）离心取沉淀制片:毛刷放入加有 1 ～ 2ml 生理盐水的瓶内,充分振荡混匀,将毛刷冲洗液离心后,取沉淀用细胞离心涂片机制片或制作细胞蜡块。

3. BALF 细胞涂片制备

（1）黏液较多的标本直接涂片:压拉涂片法或涂抹法。

（2）黏液较多的标本 DTT 液化后制片:参照痰液 DTT 液化后制片方法。

（3）有形成分较少或无黏液标本:细胞离心涂片机制片、液基薄层制片或细胞蜡块制备。

（二）涂片固定

1. 干固定　标本涂片后,可手持玻片快速挥干,自然干燥后备用,此法适用于瑞 - 吉染色。

2. 湿固定　标本涂片后,待其潮干时,即刻浸入固定液中,固定 15 ～ 30min;取出涂片浸入蒸馏水数秒备用,此法适用于巴氏或 HE 染色。

（三）涂片染色

干固定涂片用瑞 - 吉染色;湿固定涂片用巴氏或 HE 染色。

【注意事项】

1. 标本采集

（1）采集容器:痰液标本采用无菌痰盒留取,支气管刷片使用无菌容器留取;BALF 细胞学标本须选择无菌塑料容器或硅化的玻璃容器留取,以减少细胞黏附。

（2）标本采集:①痰液标本一般由患者留取,留取前医护人员告知留取方法,常用自然咳痰法,患者晨起后清洁口腔,用力咳深部痰,避免混入唾液、鼻咽分泌物或食物残渣等;无痰者可采用加温 45℃左右的 10% 盐水雾化吸入,促进排痰;用于细胞学检查以上午 9～10 时留痰为宜,标本量为 2 ～ 3ml;做纤维支气管镜者,在检查后当天或第二天留痰,痰中癌细胞最丰富。②支气管刷片和 BALF 标本由临床医生留取。BALF 标本采集量成人应不少于 10ml,儿童应不少于 3ml。如考虑为大气道疾病,建议第一管回收液单独留取;非大气道疾病时,可将所有标本混合后送检。

（3）标本标识:标本留取后需要做唯一标识(推荐使用条码标签),至少包括患者姓名、住院号或门诊号及标本类型。

2. 标本运送与接收

（1）标本运送:痰液标本和支气管毛刷采集后须立即送检;BALF 标本采集后 2h 内送检。运送过程中注意生物安全防护,避免溢出。

（2）标本接收：标本接收时须核对标本信息、标本留取时间、患者条形码等。观察标本量是否符合要求，观察标本颜色、性状，以及其他特殊要求是否满足；对于不合格标本，执行标本拒收程序或让步检验。

3. 标本处理

（1）处理时限：标本接收后要及时处理，避免细胞及其他有形成分破坏。痰液标本和支气管毛刷标本建议在 1h 内处理，未能及时处理的标本在 2 ～ 8℃冰箱保存不超过 4h。BALF 标本建议 4h 内处理，未能及时处理的标本在 2 ～ 8℃冰箱保存不超过 24h。

（2）合格标本判断

1）痰液标本：标本黏稠、可牵拉成丝，镜下有尘细胞、纤毛柱状上皮细胞。

2）BALF 标本：①回收率要大于 40%；若选择下叶或其他肺叶肺段灌洗，回收率要大于 30%。②不可混入血液，红细胞小于 10%，上皮细胞小于 5%。③多部位灌洗时，注明灌洗部位及标本类型。鳞状上皮细胞 / 柱状上皮细胞大于 5%，表明标本包含上呼吸道成分，应在报告中注明。

4. 涂片制备　根据标本类型、标本性状及检查目的选择合理的制片方法。仔细挑选痰中不同部位的标本对提高阳性率非常重要。涂抹法涂片动作应轻柔，同方向涂抹，不要反向涂抹。推片法注意推片速度，涂片头、体、尾清晰，不要将细胞推出片外。细胞离心涂片机制片时细胞浓度不能过高，注意收集器加入的标本量不宜过多。合格的涂片要求厚薄适度。用于细胞学检查一般需要制片 4 ～ 6 张（标本量允许的情况下）。

5. 涂片染色

（1）常用染色法：瑞 - 吉染色、巴氏染色、HE 染色和免疫细胞化学染色。此外，铁染色（含铁血黄素染色）、活体染色（SM 染色、S 染色）、荧光染色及苏丹Ⅲ染色等在鉴别体液细胞方面有一定的诊断价值。革兰氏染色、抗酸染色、墨汁染色、六胺银染色等在鉴别微生物病原方面有重要的诊断价值。

（2）特殊保存液或固定液中保存的标本：对瑞 - 吉染色效果会产生影响，可能存在颜色偏差。

6. 生物安全　呼吸道样本具有潜在传染性，注意做好个人防护，涂片制备、废弃样本处理应符合实验室生物安全管理要求。

• 思考题 •

1. 黏液较多的呼吸道标本如何进行制片？

2. 实验室工作人员如何判断 BALF 标本是否合格？

（曹科　龚道元）

实验十九　痰、刷片、灌洗液良性病变脱落细胞形态学检查

【实验目的】

掌握呼吸道正常上皮细胞、鳞化细胞、非典型化生细胞形态特征；掌握非上皮细胞和其他有形成分的形态特征；熟悉各种非肿瘤性疾病引起的肺上皮细胞的改变。

【实验原理】

制备好的涂片经固定、染色后，在显微镜下即可根据细胞染色特点识别细胞形态。

【实验标本】

良性病变痰、支气管刷片、支气管肺泡灌洗液染色涂片。

【实验操作】

1.低倍镜观察 将染色好的涂片放在显微镜载物台上,以10倍物镜为主,以"弓"字形不漏视野浏览全片,评价染色效果,观察细胞的分布、排列和细胞核的变化,注意有无异常细胞或异常细胞团。

2.高倍镜或油镜检查 针对低倍镜下发现的异常细胞或细胞团,巴氏或HE染色涂片转用40倍物镜,仔细观察细胞的结构特征,特别是细胞核的结构,以确诊细胞的性质;瑞-吉染色后的涂片在10倍物镜下找到异常细胞后,转油镜来观察细胞细微结构;体积小的微生物建议用油镜观察。

【涂片及细胞形态特征】

1.涂片特征

(1)痰涂片:可见大量的鳞状上皮细胞,纤毛柱状上皮细胞散在或成片分布,黏液柱状上皮细胞少见。涂片背景黏液较多,中性粒细胞成群成片出现,常无胞质,呈分叶状结构。淋巴细胞散在其中,质量好的标本可见大量的尘细胞。

(2)支气管刷片标本:成分较单纯,以纤毛柱状上皮细胞为主,杯状细胞亦常见,易见到增生的储备细胞;细胞保存较好,退变较轻,上皮细胞更常成团脱落;因有局部机械性损伤,红细胞易见,淋巴细胞和中性粒细胞比痰涂片量少。

(3)支气管肺泡灌洗液标本:可见大量柱状上皮细胞,以纤毛柱状上皮细胞为主,可见少量黏液柱状上皮细胞、少量吞噬细胞、极少量鳞状上皮细胞和肺泡上皮细胞。

2.良性涂片常见细胞形态

(1)复层鳞状上皮细胞:来源于口腔及咽喉部,痰液内经常混有大量从口腔脱落的鳞状上皮细胞,以表层鳞状上皮细胞和中层鳞状上皮细胞为主,底层细胞少见。

(2)柱状上皮细胞

1)纤毛柱状上皮细胞:在痰液中少见,多来源于支气管刷采集标本。胞体呈蜂房样或栅栏状排列,胞质丰富,顶端游离缘宽平表面有较密集成簇的嗜酸性纤毛,底部尖细像豆芽根,有高柱状和低柱状之分。胞核位于细胞下端,顺细胞长轴排列,呈圆形或椭圆形,染色质颗粒细致均匀,着色浅,可见数个较大的质点,核边清晰,两侧常与细胞边界重合,有时可见1～2个核仁。瑞-吉和HE染色胞质呈红色,巴氏染色呈淡蓝色。支气管刷片标本纤毛柱状上皮细胞核比痰涂片大,染色质呈细颗粒或细网状,核边薄而光滑,细胞形态完整,纤毛保存均较好。

2)杯状细胞:散在分布于柱状细胞间的黏液(分泌)细胞。细胞较纤毛柱状上皮细胞肥大,呈圆柱状或卵圆形、锥形,在细胞底部有时可见一"锥尖"。核呈圆或卵圆形,常横卧于细胞底部,有时细胞核被黏液挤压成月牙形或肾形。胞质丰富,内含较多黏液,着色淡而透明。

3)储备细胞:正常状况下很少脱落,所以痰中很少见储备细胞,而在支气管刷片和支气管肺泡灌洗液中常可见到成团的储备细胞。细胞呈圆形,细胞间界限不清,核深染,有时可见小核仁。单个细胞不易与鳞状上皮的外底层细胞相鉴别,而成团的储备细胞边缘常可见分化成熟的纤毛柱状上皮细胞。

(3)呼吸道的其他上皮细胞:如Clara细胞、I型肺泡上皮细胞和II型肺泡上皮细胞在涂片中很难识别。

（4）非上皮细胞

1）吞噬细胞：也称巨噬细胞，是确定送检痰是否合格的一个重要指标。根据其吞噬的物质及发挥的作用和功能不同名称多样。吞噬细胞吞噬了灰尘、粉尘、烟尘及金属粉尘等颗粒时称为尘细胞，胞质内出现棕色或黑色的颗粒，少则几粒，多则布满整个胞质，甚至覆盖细胞核，低倍镜下易误诊为恶性细胞；当肺淤血时，吞噬细胞吞噬了血红蛋白，称为含铁血黄素细胞或心衰细胞，胞质内有大量粗大的棕色颗粒，有折光性，铁反应阳性；有时吞噬细胞吞噬了脂肪（多为炎症分解产物）而使胞质呈泡沫状，细胞体积明显变大，胞质丰富，脂肪染色可证实，称为泡沫细胞；吞噬细胞因炎症形成双核或多核细胞，甚至可达到几十个核，称为多核巨噬细胞。

2）血细胞：淋巴细胞、中性粒细胞、嗜酸性粒细胞、浆细胞、肥大细胞和红细胞。其形态基本和血液中的形态一致。

（5）其他有形成分

1）黏液：痰涂片内常有大量黏液，呈粗细不一的纤维状，嗜酸性。柯斯曼螺旋体是一种由黏液浓缩而成的小支气管管型，为螺旋形，中轴为着色很深的紫色，边缘为浅紫色，可见绒毛状突起。在螺旋体的周围，常见肺泡吞噬细胞。

2）花粉：外层有厚而具有折光性的、不着色的细胞壁，可以确认花粉。

3）钙化小体：偶见痰中出现同心圆排列的紫色的钙化小体或颗粒，有些可以呈层状结构。

4）石棉小体：呈棒形串珠样结构，黄褐色或黑色。

5）结晶：橙色血质（血晶）、胆红素结晶，两者均可呈金黄色菱形、针状、松针集束状、星芒状。氢氧化钠可溶解胆红素结晶，不溶解橙色血质。夏科‐莱登结晶呈无色狭长菱形，巴氏染色可表现为粉红色或橘黄色。

6）病原微生物：可见细菌、真菌和寄生虫等。

3. 非肿瘤性良性上皮细胞改变

（1）柱状上皮细胞化生性改变

1）鳞状上皮化生：由柱状上皮的储备细胞转变为鳞状上皮细胞的过程，简称鳞化。在大支气管是较常见的改变，它是支气管受慢性刺激而发生的一种适应性变化，其发生率随年龄的增大而增加。鳞化的细胞常成片脱落，呈铺砖式排列，呈多角形或卵圆形，胞质呈嗜酸性。胞核居中，核呈卵圆形，稍增大，大小较一致，染色质呈细颗粒状，可见核仁。但痰液中的鳞化细胞常有核固缩现象。在成片细胞的边缘，有时可见类似柱状上皮细胞的形态；有时细胞团的一侧排列整齐，显示出化生的上皮表面，或是终板的结构。在成片鳞化细胞的边缘可见到增生的基底细胞团。

2）非典型鳞状细胞化生：被认为是一种癌前病变。根据核的异型性，将非典型鳞状细胞化生分为轻度和重度。①轻度非典型鳞状细胞化生，细胞常成片，但也可单个散在。细胞有轻度大小不一致；胞质可为嗜酸性；核有轻度大小不一致，核质比轻度失调；染色质呈细颗粒状，近核边处可见少数较大的染色质团块。②重度非典型鳞状细胞化生，细胞主要为单个散在。细胞大小有中度以上不一致；胞质多呈嗜酸性；核多形性明显，呈分叶状、裂隙样、结节状，染色质呈粗颗粒状，有时在核边聚集成团块状，核质比有中度以上显著异常，可见核仁，大而呈嗜酸性。

非典型鳞状细胞化生是一个连续的演变过程，各阶段之间并无绝对界限。如果重度非典型鳞状化生细胞与鳞癌细胞很相似，高度怀疑鳞癌，须进行随访观察，避免误诊漏诊。

（2）柱状上皮细胞增生性改变

1）多核的纤毛柱状上皮细胞：常见于气管刷片和灌洗液中。细胞胞体较大，呈多角形或不规则形，细胞核数目增多，形态规则，大小不一，排列紧密，一般不见核仁。高倍镜可见细胞的游离缘有清晰的纤毛，有纤毛存在提示为良性病变。

2）核增大的纤毛柱状上皮细胞：多出现在支气管刷片中。细胞体积正常或增大，呈柱状。细胞核直径较正常时增大 1 倍或更多,核染色质增多增粗。可见 1 个或 2 个增大的核仁,细胞的一侧往往可见纤毛。

3)呈乳头状增生的上皮细胞团:在慢性支气管炎、支气管扩张或哮喘时,支气管上皮发生增生,呈乳头状,突向管腔内。当其部分脱落时,可见成团脱落的纤毛柱状上皮细胞,细胞与细胞之间分界不清而呈融合体样。细胞核聚合在中央、重叠,形成核团,核团周围则为胞质融合带,细胞团表面可见明显纤毛。如增生的细胞群内富含杯状细胞,则在胞质内可见到黏液分泌空泡。这种增生的细胞团有时与腺癌,尤其是支气管肺泡癌相似,必须注意鉴别。其鉴别要点在于:增生的纤毛柱状上皮细胞表面可见纤毛,柱状上皮细胞排列规则,核仁不大等。

4)储备细胞增生:是一种非特殊性反应,在慢性支气管炎、支气管扩张、结核、真菌感染、慢性肺炎等均可出现。储备细胞位于柱状上皮基底部,胞体小,常成团脱落,排列紧密,细胞呈小圆形,略呈立方形或锥形、多角形。核偏位,呈圆形或卵圆形,约 8μm,染色质均匀,偶见集结点,核大小、形态一致,核深染,无核分裂象及坏死。胞质少而呈嗜碱性。若细胞团附近有纤毛柱状上皮细胞则很好辨认。储备细胞增生在痰涂片中较少见,在支气管刷片或冲洗液中多见。涂片中这种增生的储备细胞必须注意与小细胞癌相区别,尤其是核大小不一致时更应注意。

5)杯状细胞增生:在呼吸道样本中,通常分泌黏液的杯状细胞比纤毛细胞少见,但哮喘等呼吸道慢性炎症可以刺激杯状细胞增生,导致标本中杯状细胞数量增加。

【非肿瘤性疾病细胞学特点】

1. 非特异性炎症　非特异性炎症包括急性非特异性炎症和慢性非特异性炎症。

(1)急性非特异性炎症细胞学特点:①大量中性粒细胞和脓细胞,伴明显的变性或坏死。过敏性炎症时可见大量嗜酸性粒细胞和夏科 - 莱登结晶。②常有坏死脱落的鳞状上皮细胞或柱状上皮细胞。③如病程较长,坏死白细胞的核常形成大量核丝。

(2)慢性非特异性炎症细胞学特点:较为复杂,除了主要的淋巴细胞、中性粒细胞、肺泡吞噬细胞外,还有增生的支气管纤毛柱状上皮细胞、鳞化细胞等。不同炎症分期,痰液中细胞种类亦有不同:①静止期主要是大量的肺泡吞噬细胞;②发作期早期有较多的杯状细胞和纤毛柱状上皮细胞,后期主要是大量中性粒细胞及其退变产物;③恢复期肺泡吞噬细胞逐渐增多,在支气管刷片中还常可见多核的纤毛柱状上皮细胞、增生的纤毛柱状上皮细胞及增生的储备细胞。未找到恶性肿瘤细胞。须结合临床其他资料协助诊断。

2. 结核分枝杆菌感染　淋巴细胞增多,类上皮细胞和朗汉斯巨细胞同时增生,可见干酪样坏死,为完全性坏死,伴或不伴有钙化。可出现小片化生的鳞状上皮细胞。抗酸染色可找到抗酸杆菌。

3. 真菌感染　假丝酵母菌感染在炎性背景下,可见到孢子和 / 或竹节状假菌丝。曲霉菌感染有炎性背景,可见粗细均匀的有分隔的菌丝,菌丝持续分支时一般向一个方向生长,分支间呈 45° 角,偶见分生孢子。毛霉菌感染在炎性及坏死组织碎屑背景下,可见毛霉菌菌丝,菌丝壁厚且粗大,呈丝带样结构,但不分隔,分支较少而不规则,常呈直角分支。隐球菌感染以淋巴细胞和肺泡吞噬细胞增多为主,常见多核巨细胞,中性粒细胞较少。痰涂片中可见隐球菌,查见肺泡吞噬细胞和中性粒细胞胞内菌,更有诊断价值。隐球菌菌体呈圆或卵圆形,呈泪滴状生芽,有无色透明的厚荚膜,PAS 反应阳性。确诊有赖于病原学检查,如真菌培养等。

4. 病毒感染　病毒感染后的细胞,核增大或出现多核细胞,可见胞质或胞核内包涵体。镜检见细胞内包涵体是病理学诊断呼吸道病毒感染的重要依据。

5. 寄生虫感染　常见蠕虫有肺吸虫、肺包虫、钩虫、蛔虫、粪类圆线虫;原虫有耶氏肺孢子虫、溶组织内阿米巴、弓形虫;节肢动物有粉螨、尘螨。

【结果报告】

细胞学检查一般采用图文报告方式。

1. 分级报告 痰和刷片通常采用五级报告模式。支气管肺泡灌洗液根据《支气管肺泡灌洗液细胞形态学检验中国专家共识（2020）》，通常分级报告：未查见恶性细胞、查见非典型（核异质）细胞、查见可疑恶性细胞、查见恶性细胞。如果能够确定癌细胞类型（分化倾向）则直接报告找到鳞癌或腺癌细胞；如果不能确定来源，一律报告找到恶性细胞。

2. 提示和建议 根据细胞数量、种类，标本是否合格，以及形态学变化，结合临床资料，向临床提供合理提示或建议。

【临床意义】

主要注意鳞化细胞及非典型细胞与恶性细胞的鉴别，结核性坏死与肿瘤性坏死的鉴别，病毒感染后细胞核的改变与恶性细胞的鉴别。

【注意事项】

1. 细胞大小参考标尺 痰涂片中常以副基底层细胞核或完整的中性粒细胞作为诊断标尺。

2. 痰涂片与支气管刷片或灌洗液涂片特征不同 呼吸道被覆假复层柱状上皮，但因常有鳞化现象，且痰液又经过口腔，故痰涂片中柱状上皮细胞、鳞状上皮细胞均有，细胞成分较多。支气管刷片或灌洗液成分比较单一，主要是柱状上皮细胞，而鳞状上皮细胞则多来源于鳞状化生。

3. 痰涂片中易造成误诊的细胞 ①鳞状化生及非典型化生细胞，常有核固缩现象，核浓染，有畸形，易误诊为鳞癌。②尘细胞（吞噬细胞）是证明痰液标本来自肺深部、痰标本合格的特征细胞，涂片中形态多样，因其有核偏位，胞质有空泡，易与腺癌、多核癌细胞混淆。又因尘细胞胞质中灰尘颗粒较多，低倍视野下常呈深黑色，易误判为恶性细胞，应注意用高倍视野鉴别。

•思考题•

1. 请分别描述痰涂片、灌洗液涂片或支气管刷片的基本特征。

2. 储备细胞与化生细胞如何鉴别？

（茹进伟 龚道元）

实验二十 痰、刷片、灌洗液恶性病变脱落细胞形态学检查

【实验目的】

掌握痰、支气管刷片、支气管肺泡灌洗液常见恶性肿瘤包括腺癌、鳞癌、未分化癌等恶性肿瘤细胞学形态特征。

【实验原理】

痰、支气管刷片、支气管肺泡灌洗液涂片经固定、染色后，在显微镜下观察恶性肿瘤细胞学形态。

【实验标本】

痰、支气管刷片、支气管肺泡灌洗液常见恶性肿瘤细胞学染色涂片。

【实验操作】

针对低倍镜下发现的异常细胞或细胞团,巴氏或 HE 染色涂片转用 40 倍物镜,仔细观察细胞的结构特征,特别是细胞核的结构,以确诊细胞的性质;瑞 - 吉染色后的涂片在 10 倍物镜下找到问题细胞后,常用油镜来观察细胞细微结构。

【恶性肿瘤细胞形态学特征】

（一）鳞癌

1. 涂片特征　痰涂片中可见大量炎症细胞,坏死物;在大量背景细胞中夹杂有少数形态不一,胞质丰富、染艳红色、核大、深染、煤块样、畸形鳞癌细胞。

2. 肿瘤细胞形态

（1）痰涂片

1）角化型:癌细胞散在,可成群但少成团分布;细胞大小不一,多数较大,呈椭圆形或长梭形;胞质丰富,常表现为多形性,胞质有角化,不同体积大小细胞均可见,巴氏染色染红色或橘黄色,HE 染色染鲜红色,瑞 - 吉染色染淡红色,可见影细胞;核大、畸形、深染明显,常呈煤块状核,核大小不一,形态不一,核质比失调不明显;可见不规则形的核仁。

2）无角化型:癌细胞散在或成团分布,细胞分化好或分化差,以后者多见;不同体积大小细胞均可见,多数较小,呈圆形或椭圆形;胞质量多少不均,无角化,巴氏染色染淡绿色,HE 染色染深红色,瑞 - 吉染色染淡蓝或深蓝色;核增大,多为圆或不规则圆形,染色质呈粗颗粒状,可见核仁,核质比失调明显;易见增大不规则形的核仁。

（2）支气管刷片和支气管肺泡灌洗液涂片:呈血性背景,比痰涂片干净,以分化差的癌细胞多见,癌细胞多成群、成团分布。染色质网状结构比痰涂片柔和,核固缩不明显,核仁常见,而且可见到大核仁,胞质角化不明显或无。

（二）腺癌

1. 涂片特征　涂片呈阳性背景改变,坏死物明显增多,细胞核具有癌细胞的一般恶性特征,核增大,核染色质增多,分布不均,核仁易见。细胞大小不一,胞质内常有黏液空泡,易见成团脱落,常有特殊排列。涂片呈血性背景,比痰涂片干净。

2. 肿瘤细胞形态

（1）痰涂片:癌细胞散在,但多成群、成团分布,可见如腺腔样、菊花样、小血管样、乳头状等特殊排列,成团的癌细胞大小不一、形态不一。分化好的腺癌细胞很大,圆形或卵圆形,无多形性;分化好的癌细胞团,胞质丰富,胞质中见大小不等空泡。分化差的腺癌细胞大小不一,形态差异较大;胞质呈强嗜碱性、嗜碱性和嗜酸性混合,胞质着色不均一,紫红色、灰红色、紫蓝色或蓝色,有粗糙感,或有云雾浆、分泌泡。分化差的癌细胞团,胞质中难以发现空泡;核染色质细致疏松,颗粒粗而不规则,紫红或紫黑色深浅不一,核的大小不一、畸形、多核、偏位。易见病理性核分裂。核仁明显,易见巨大核仁。

（2）支气管刷片和灌洗液涂片:以分化差的癌细胞多见,癌细胞常成群、成团出现,可见腺腔样结构。细胞核呈细颗粒状,比鳞癌柔和。染色质呈离心性分布,使整个核空化,核仁明显,常呈红色,核边薄,胞质多、半透明,涂片背景较清洁。

（三）未分化癌

1. 涂片特征　涂片可见阳性背景,可见成堆、成群分布的癌细胞团,可有特殊排列。癌细胞体积小,且大小不一,胞质含量少,呈裸核样。

2. 肿瘤细胞形态

（1）痰涂片：小细胞未分化癌散在或成团排列。癌细胞排列紧密而不重叠,成片出现时,往往呈镶嵌样结构；单行排列时呈束状；癌细胞小,比正常淋巴细胞核大 0.5 ～ 1 倍,为不规则圆形、卵圆形、瓜子形或燕麦形。核的直径为 8 ～ 12μm,核畸形明显,染色深,无核仁,核质比很大,胞质极少似裸核样,略呈嗜碱性染色。

（2）支气管刷片和支气管肺泡灌洗液：涂片中癌细胞比痰涂片大,常成堆、成群分布,可见类似"脊椎骨"样排列,细胞团疏松,核染色较深但柔和,染色质细致、疏松,或呈粗块状,核仁少见,核边薄,多呈裸核样,胞质量极少,涂片背景清洁。

（3）大细胞神经内分泌癌：多为单个细胞脱落,有时可成群,群内细胞大小不一,很少重叠；胞质极少；核大,不规则,染色质细致,和小细胞低分化癌类似；无核仁。

【结果报告】

同实验十九。

【临床意义】

1. 痰液、支气管刷检物和支气管肺泡灌洗液找到的癌细胞多是原发性肺癌。肿瘤发生于肺主叶和段支气管,即段和段以上支气管发生的癌,称为中央型肺癌,约占肺癌的 3/4,以鳞癌和小细胞未分化癌为主。鳞癌在痰液和支气管镜标本中容易见到。未分化癌因其肿块很小时,癌细胞即可发生转移,生存期短,所以痰涂片中不如鳞癌易见。腺癌多为周围型肺癌,肿瘤发生于段支气管以下,约占肺癌 1/4,部分肿块支气管镜取材较困难。肿瘤弥漫地分布于肺内者多来自细支气管病变及转移癌。

2. 转移性肺癌需要破坏肺支气管后才能出现在痰涂片中,故痰阳性检出率较低,而做肺穿刺涂片阳性率较高。此时,只需要报告"找到癌细胞"或"找到恶性细胞"即可,建议结合免疫组化及其他检查进一步明确。

【注意事项】

1. 鳞癌

（1）根据痰细胞学的特点,常来自肿瘤表面脱落的癌细胞,角化或角化趋势较明显,易诊断为高分化鳞癌,若多次咳痰,肿块松动,或标本中有组织块,也可见深部癌细胞。因此,实际鳞癌分化程度可能与组织学不一致,在诊断中须提请临床注意。同时衰老的或坏死、变性的癌细胞易见。

（2）角化型、非角化型和低分化鳞癌细胞可同时存在。有时偶见鳞癌和腺癌混合存在,称为腺鳞癌。

2. 腺癌 支气管肺泡细胞癌与腺癌细胞形态很相似,由于癌细胞沿肺泡壁生长,易脱落随痰排出,故其痰检阳性率比一般腺癌高。其主要特点是：①癌细胞更常成群脱落,常为圆形或卵圆形细胞团,细胞团一般由 10 ～ 20 个细胞构成,极少超过 50 个细胞,核互相堆叠；②癌细胞大小较一致,核畸形性不明显,巨大核仁少见,胞质稍多,染色较浅；③癌细胞常与大量肺泡吞噬细胞混杂在一起,这是癌细胞来自肺泡腔的一个间接证据。支气管刷片诊断价值不大,肺泡灌洗液则对本癌的诊断有一定的价值。

3. 未分化癌 肺小细胞癌分为燕麦细胞型、中间细胞型和混合燕麦细胞型。中间细胞型,细胞胞质较多,细胞可为梭形或多角形,外形比燕麦细胞型更不规则。混合细胞型是指除燕麦细胞外,尚有鳞癌或腺癌成分。细胞学一般将形态典型者注明为燕麦细胞癌,形态不典型者均列入小细胞未分化癌。

•思考题•

1. 试述鳞癌、腺癌、未分化癌三种癌细胞的形态特征及鉴别要点。
2. 痰涂片、支气管刷片、支气管肺泡灌洗液在各种良、恶性病变中,细胞形态有哪些相同和不同点?

（葛晓军　陈海生）

附12　某医院纤维支气管镜刷检物细胞检查报告单

纤维支气管镜刷检物细胞检查报告单

标本号：×××

姓名：×××	性别：男	年龄：64 岁	床号：08	临床诊断：肺炎
科别：呼吸内科	住院号：××××	送检医生：×××	送检物：纤维支气管镜刷检物	
制片方法：涂片法		染色方法：瑞-吉染色		

镜检所见：

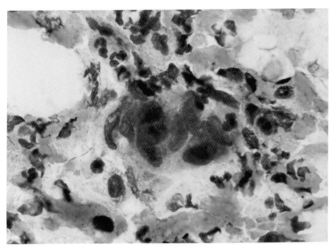

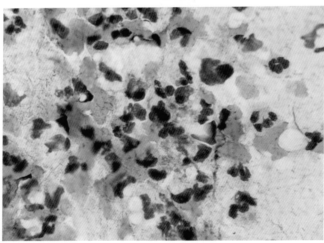

图 6-1　支气管刷片（瑞-吉染色，×1 000）

报告　涂片见大量中性粒细胞，少量吞噬细胞和浆细胞，找到少量杆菌（污染？），未见其他异常细胞。

送检日期：2023-10-12　　　　　检验者：×××
报告日期：2023-10-19　　　　　审核者：×××

附13　某医院纤维支气管镜刷检物细胞检查报告单

纤维支气管镜刷检物细胞检查报告单

标本号：×××

姓名：×××　　性别：男　　年龄：76 岁　　　　　床号：32　　　　临床诊断：肺肿瘤
科别：胸外科　　住院号：××××　　送检医生：×××　　　送检物：纤维支气管镜刷检物
制片方法：涂片法　　　　　　　染色方法：瑞 - 吉染色

镜检所见：

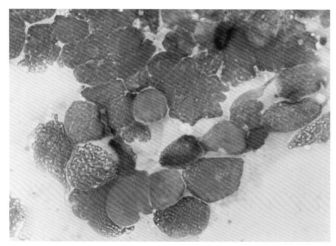

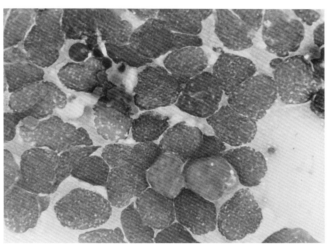

图 6-2　支气管刷片（瑞 - 吉染色，×1 000）

报告　涂片见大量退化细胞，找到少量低分化癌细胞。

送检日期：2023-10-12　　　　　检验者：×××
报告日期：2023-10-19　　　　　审核者：×××

附14　某医院检验科肺泡灌洗液细胞检查报告单

肺泡灌洗液细胞检查报告单

标本号：×××

姓名：×××	性别：男	年龄：72 岁	床号：35	临床诊断：腹痛
科别：普外二科	住院号：××××	送检医生：×××	送检物：肺泡灌洗液	
制片方法：推片法		染色方法：瑞 - 吉染色		

肺泡灌洗液一般性状：

颜色：黄色　　　　　　　　　　透明度：微浑

有核细胞计数：$90 \times 10^6/L$　　　红细胞计数：$150 \times 10^6/L$　　　李凡他试验：弱阳性（±）

有核细胞分类：

淋巴细胞　　10%	中性粒细胞　　29%	中度核异质细胞　0%	单核细胞　　2%
嗜酸性粒细胞　5%	纤毛柱状上皮细胞　29%	尘细胞　　2%	嗜碱性粒细胞　0%
胆红素结晶吞噬细胞　0%	巨噬细胞　　5%	上皮细胞　　6%	其他细胞　　0%

镜检所见：

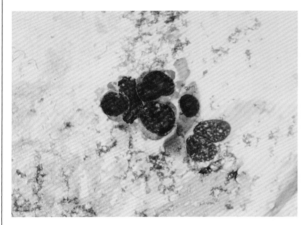 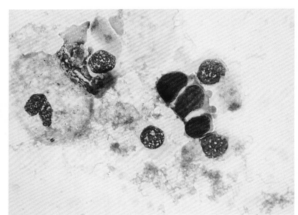

图 6-3　肺泡灌洗液脱落细胞（瑞 - 吉染色，×1 000）

1. **形态描述**　片中可见中等量有核细胞和少量红细胞，查到肿瘤细胞，细胞胞体大小不等，呈脊椎骨状，胞质量少（偶见空泡），嗜碱性强、核质比高，核形不规则，核仁 1 ～ 2 个明显可见。可见细菌。

2. **分级报告**　查见恶性细胞。

3. **提示和建议**　细胞学明显异常，查到异常细胞（疑似小细胞肺癌），建议做相关检查，请结合临床。

送检日期：2023-11-05	检验者：×××
报告日期：2023-11-05	审核者：×××

第七章

子宫颈脱落细胞形态学实验

子宫颈/阴道脱落细胞检查标本来自女性子宫颈/阴道等部位,子宫颈/阴道脱落细胞形态学检查对女性生殖系统良、恶性疾病诊断、鉴别诊断具有重要价值。

实验二十一 子宫颈脱落细胞涂片制备与染色

【实验目的】

掌握子宫颈/阴道标本涂片常用制备及染色方法。

【实验原理】

采用手工制片或者采用细胞离心涂片机制片、液基薄层制片机制片等方法,其原理见实验一。

【实验器材】

1. **仪器** 细胞离心涂片机或液基薄层制片机。
2. **其他** 过滤膜等。

【实验试剂】

1. **细胞保存液** 含95%乙醇细胞保存液。
2. **固定液** 95%乙醇固定液。
3. **染色液** 巴氏染色试剂。

【实验标本】

子宫颈/阴道刮取物或分泌物标本,子宫颈/阴道液基标本。

【实验操作】

1. 涂片制片

（1）手工制片:①转圈涂抹法,用竹签挑取子宫颈刮取物或分泌物,从载玻片中心开始按顺时针方向,由内向外转圈涂抹,切忌重复或反向涂抹。②直接涂抹法,即从载玻片的一端开始,沿一个方向,一次涂抹而成,不要重复,涂布至玻片的1/2～2/3范围。

（2）细胞离心涂片机制片:①离心浓缩,将保存瓶中的子宫颈/阴道液基标本混匀,转入离心管,1 500r/min,离心10min,弃去适量上清液,混匀。②制片,取混匀沉淀物0.5ml放入细胞离心涂片机的细胞收集器中。

（3）液基薄层制片:先将采集的标本放入具有清洗固定作用的保存液中,再通过自然沉降法/膜式液基薄层制片法将细胞成分转移到载玻片上，制成薄片。

2. 固定 标本涂片后，待其潮干时，即刻浸入固定液中，固定 15 ～ 30min；取出涂片，浸入蒸馏水数秒备用。

3. 染色 固定好的涂片进行巴氏染色。

4. 透明及封片 为保证细胞结构清晰，涂片染色脱水后采用二甲苯 /TO 型生物制片透明剂透明，然后用中性树胶封固。

【注意事项】

1. 取材与制片 ①标本要新鲜，以棉签拭净黏液，然后用木制子宫颈小刮板和子宫颈毛刷在移行带（转化区）做 360° 旋转拭刮。②涂片时刷子应转动，尽量将所有标本涂于玻片上，并尽量多涂片，提高异常细胞检出率，或用于做特殊染色检查。③标本内的血、脓、黏液等会遮盖有效细胞成分，降低阳性细胞检出率，应尽可能除去，选材时，应注意检取标本的各个部位，以减少漏诊。④若为液体标本，要迅速将标本放入保存液中，并快速旋转（旋转不低于 10 次），使子宫颈黏液尽量留在保存液中。⑤涂片操作需轻巧，以免损伤细胞或造成细胞变形。涂片厚薄应适宜、均匀，玻片一端应留有贴标签处，涂片四周均应留有间隙。⑥标本要作好标记。

2. 固定 ①标本制片后应立即固定，以免细胞破坏和细菌污染。②黏液多的标本固定时间应超过 30min。③标本最好在固定缸内固定，滴片法固定标本易挥发，致固定效果不佳。④使用过的固定液必须过滤后才能再次使用，以防止细胞交叉污染，当乙醇浓度低于 90% 时应及时更换新液。⑤含血多的标本需要用溶解红细胞的固定液，否则易掉片或病理细胞被红细胞遮盖。

• 思考题 •

1. 进行子宫颈 / 阴道脱落细胞学检查，根据标本来源不同，有哪几种标本采集方法？

2. 为了制备一张好的子宫颈 / 阴道脱落细胞检查形态学涂片，应该注意哪些问题？

（高海燕　谢春艳）

实验二十二　子宫颈正常及良性病变脱落细胞形态学检查

【实验目的】

掌握子宫颈正常上皮细胞形态，掌握滴虫感染、真菌感染、萎缩性反应、放射反应性改变的细胞形态学特征。

【实验原理】

将采集的子宫颈 / 阴道脱落细胞标本制片，经固定、染色、透明及封片后，采用显微镜观察涂片细胞形态特征。

【实验标本】

子宫颈正常涂片、滴虫感染、真菌感染、萎缩性阴道炎、放射反应性改变等脱落细胞标本（巴氏染色）。

【实验操作】

将制备好的涂片标本放在显微镜载物台上,先用10倍物镜浏览全片,观察有效细胞成分、染色效果等情况,判断标本满意度。然后一手调微调,一手移动推进器,从玻片一端开始,不遗漏视野地仔细观察全片,发现异常细胞时,即转40倍物镜仔细观察及鉴别。

【涂片及细胞形态特征】

(一)正常子宫颈脱落细胞

1. 涂片特征　细胞形态、种类、排列等正常,均无恶性特征。

2. 正常子宫颈涂片常见细胞形态

(1)鳞状上皮细胞

1)表层鳞状上皮细胞:细胞较大,直径40～60μm,胞体扁平,呈多边形,可出现卷曲或皱褶,胞质边界常有钝角,胞核小而圆。根据细胞结构及巴氏染色特点,表层细胞又可分为角化前细胞、不全角化细胞和完全角化细胞。角化前细胞细胞质呈嗜碱性或轻度嗜酸性,巴氏染色胞质呈浅蓝色或淡绿色,核质比为1:(3～5),核小而圆,直径6～8μm,染色质疏松。不全角化细胞胞质呈嗜酸性,巴氏染色胞质呈粉红色,细胞核深染,呈固缩小圆形,直径约4μm,核周可见小空晕,核质比为1:5。完全角化细胞胞质巴氏染色呈杏黄色或橘黄色,细胞核一般消失,可见核残影,胞质极薄,出现皱褶。

2)中层鳞状上皮细胞:中层细胞体积大于外底层细胞,细胞形态多样,呈多角形、卵圆形、船形或菱形等,直径30～40μm,细胞质丰富,内含较多小空泡,糖原染色呈强阳性,巴氏染色呈淡绿色或灰蓝色;核质比为1:(2～3),核为圆形,居中或偏位,核染色质呈疏松细颗粒状。

3)底层细胞:底层细胞分为基底细胞及副基底细胞。①基底细胞:又称为内底层细胞,是复层鳞状上皮脱落细胞中体积最小的细胞,细胞呈圆形或卵圆形,直径12～15μm;细胞胞质呈嗜碱性,巴氏染色胞质明显蓝染;核质比为1:(0.5～1),核为圆形或椭圆形,直径8～10μm,居中位或略偏位,染色质呈均匀细颗粒状。②副基底细胞:又称为外底层细胞,呈圆形或卵圆形,稍大于和薄于内底层细胞,细胞大小不一,直径15～30μm;细胞胞质丰富,呈嗜碱性,巴氏染色胞质呈淡绿色或灰色;核质比为1:(1～2),核为圆形或椭圆形,较基底细胞大,居中或被挤压至一侧,呈扁平状,染色质呈均匀细颗粒状,略疏松,核膜清楚。

(2)柱状上皮细胞:子宫颈管、子宫和输卵管内膜被覆单层柱状上皮。

1)分泌型子宫颈管腺上皮细胞:从侧面观呈柱状、高柱状或杯状,呈"栅状"排列,从表面观呈"蜂窝"状,核间距离较大而相等。巴氏染色细胞质呈浅蓝色或灰蓝色,有许多空泡及小颗粒;细胞核呈圆形或卵圆形,呈深蓝色;染色质呈细颗粒状,分布均匀,核膜光滑,有时可见小核仁,胞核排列有一定的极性,一般位于细胞一端。

2)纤毛型子宫颈管柱状上皮细胞:细胞常成群脱落,排列整齐,呈分散、栅状或蜂窝状排列;纤毛型子宫颈管柱状细胞外形可呈"倒锥"状或矮柱状,一端可见纤毛;核为圆形,常位于细胞基底部。巴氏染色核的结构特点与分泌型子宫颈管腺上皮细胞相同,胞质着色略深,细胞边界较清楚。

3)子宫内膜细胞:①子宫内膜腺细胞,细胞呈小的三维立体结构细胞团,排列紧密,有时也可见大的细胞团,很少为单个细胞;胞体约为中性粒细胞大小,胞质量少,为嗜碱性,核质比较高;胞核偏位,为圆形或卵圆形,退变而深染,核仁小或不见,染色质细而分布均匀。②子宫内膜间质细胞,表浅间质细胞与体积小的组织细胞形态相似,排列松散,多成群分布;细胞体积偏小,核小,呈圆形、卵圆形或豆形,常偏位,有时细胞核可呈多形性,深染,核膜不光滑。深层间质细胞体积较小,呈梭形或纺锤形,胞质量少,核呈卵圆形或梭形,易见核沟。

（3）背景细胞：包括中性粒细胞、淋巴细胞、浆细胞、嗜酸性粒细胞、红细胞及各种组织细胞等。

（二）子宫颈感染性细胞学改变

1. 涂片特征　细胞形态、种类、排列等显示出不同良性病变各自的形态结构组成特点，均无恶性特征。

2. 感染性子宫颈涂片常见细胞形态

（1）细菌感染

1）阴道加德纳菌感染：涂片中可见有较多线索细胞，即大量鳞状上皮细胞被球杆菌覆盖，并沿胞质边缘排列似线索状，细胞边缘模糊不清，呈虫蚀样外观；在上皮细胞之间可见小的球杆菌，无乳酸杆菌。

2）革兰氏阳性球菌感染：以葡萄球菌和链球菌最常见，涂片中呈小圆形、卵圆形深蓝色或灰色的菌团或菌链，少数附在鳞状上皮细胞表面，菌团多时涂片显得很"污浊"。革兰氏阳性球菌感染可造成女性生殖道化脓性炎症，也常合并其他细菌及阴道滴虫感染。

3）革兰氏阴性球菌感染：主要为淋球菌感染，淋病奈瑟菌为革兰氏阴性双球菌，肾形或咖啡豆样成对排列。常需要油镜观察。一般附着于中层或外底层细胞，更群集于中性粒细胞中。急性期上皮细胞无特殊改变，慢性期可引起鳞状上皮化生。

（2）滴虫感染：①可见大量滴虫，滴虫大小为 8 ～ 20μm，巴氏染色呈灰绿色，呈倒置梨形、椭圆形或圆形，中央可见梭形或椭圆形的核，核常常偏位或贴边，细胞核是诊断阴道滴虫的重要条件；胞质可有嗜酸性颗粒，近核端可见 4 根前鞭毛，尾部有一根后鞭毛。②由于阴道黏膜受到损伤，鳞状上皮各层细胞均可脱落，细胞退变和增生可同时看到。长期慢性刺激可引起上皮细胞非典型性增生，甚至类似可疑癌细胞，核质比不正常，出现核周晕等，可出现角化不良或异常角化。

（3）真菌感染：常见的有两种。

1）阴道纤毛菌：此菌常伴随滴虫而存在，菌丝细长，很像假丝酵母菌的菌丝。

2）白假丝酵母菌：约90%的真菌感染患者为白假丝酵母菌。菌丝呈长杆状结构，有时成为圆形的孢子，有折光性。菌丝和孢子可同时出现在涂片中。巴氏染色菌丝常呈淡红色，竹节状，分枝处多呈锐角，菌丝分节处多见孢子，孢子呈小圆形或椭圆形。菌丝表面有一种黏附蛋白，长长的菌丝将成熟的鳞状上皮细胞黏附成团，成串串成"缗钱状"或"烤羊肉串"。

（4）病毒感染：①受累细胞早期增大并大小不一；②细胞多核，呈镶嵌排列，拥挤而几乎不重叠；胞核呈胶质状"毛玻璃"外观，核边缘染色质深染，形成似核套；③后期核内可能见到深曙红色包涵体，其周围有晕或透明窄区，核内包涵体虽大小不一，一般均增大而几乎占据整个核，形状不够规则。

（三）子宫颈化生和修复

1. 涂片特征　细胞形态、种类、排列均无恶性特征。

2. 细胞形态特征

（1）鳞状上皮化生：完全成熟的鳞状上皮化生细胞与正常鳞状上皮细胞形态基本一致，脱落的细胞一般成片分布，呈多角形或不规则形，胞质丰富、多突起，如"蜘蛛状"，巴氏染色呈蓝色；核轮廓光滑，染色质呈细颗粒状。不完全成熟的鳞状上皮化生细胞，因增生的储备细胞只达到深棘层细胞的成熟度，所以涂片中所见细胞与外底层细胞相似，细胞排列紧密成群，形态多为圆形或卵圆形，胞质常有小突起，胞核较大，核染色质分布均匀，呈细颗粒状。

（2）修复细胞：常呈片状、团状或似合胞体式排列，胞质丰富，似流水样，染色呈嗜碱性，可有空泡，胞质边缘常有裂隙；细胞核排列的方向较一致，胞核增大，核仁明显，核膜增厚，染色质分布均匀，呈细颗粒状。

（四）子宫颈细胞反应性改变

1. 涂片特征　细胞形态、种类、排列均无恶性特征。

2. 细胞形态特征

（1）鳞状上皮细胞反应性改变：改变多见于表层、中间层和化生的鳞状上皮细胞。细胞体积增大，胞质肿胀或皱缩，呈嗜双色性，有空泡形成及核周小空晕，核轻度增大，是正常中层鳞状上皮细胞核的 1.5 ～ 2.0 倍，核膜光滑，核大小一致，染色质分布均匀，呈细颗粒状，可见双核及多核，有单个或多个核仁。

（2）角化反应：正常情况下，子宫颈由非角化复层鳞状上皮细胞覆盖。角化性改变与反应性保护或 HPV 感染相关。二者可使鳞状上皮细胞成熟，更接近上皮细胞，角化性改变被认为是上皮组织的二级保护，化生为一级保护。

（3）萎缩伴炎症或不伴炎症的反应性细胞改变：①细胞多散在，成群者也不过三五个，呈圆形、卵圆形，不含糖原；②核小，居中，多固缩，核质比为 1 :（2 ～ 3）；③高度萎缩时，见早熟角化细胞，即中、底层细胞出现胞质分化程度超过细胞核的分化程度而过度成熟的现象，表现为胞质染红色、橘黄色，核致密或崩裂消失，呈影细胞。

【非肿瘤性疾病细胞学特点】

1. 炎症反应性改变

（1）急性炎症：常由病原体感染所致，也可由其他致炎因子引起。表现为涂片背景污秽，有大量的中性粒细胞，化脓性炎症时，白细胞变性坏死形成大量脓球，并可见较多的坏死细胞。上皮细胞表现为变性坏死，胞质空泡变性，细胞边界模糊或胞质溶解形成裸核，核可发生溶解、固缩及碎裂、核边界不清或膨胀浅染。

（2）慢性炎症：涂片见上皮细胞分布、数量明显增多，上皮细胞变形，出现核肥大、核固缩、核碎裂、核异形等改变。鳞状上皮细胞常出现化生，增生活跃时还可见非典型化生。柱状上皮细胞表现为分泌功能亢进，涂片中细胞呈高柱状或杯状，内含大量黏液，着色淡，呈透明样。涂片背景上皮细胞退化变性和坏死物增多，除中性粒细胞外，尚见较多的淋巴细胞、浆细胞、组织细胞等，尚见多量黏液，涂片背景显"脏"。

2. 萎缩伴炎症（萎缩性阴道炎）或不伴炎症的反应性改变　见于绝经后或原发性无月经、卵巢切除患者。表现为基底层细胞或副基底层细胞增多，散在或成片排列，细胞核增大，核质比增加，细胞核轮廓清晰，染色质匀细、轻度深染。高度萎缩时内、外底层细胞体积较小，大小不太一致，多为圆形或卵圆形，常见裸核、核碎裂。外底层细胞在涂片中大量出现时，表示雌激素、孕酮、肾上腺皮质激素等缺乏。

3. 放疗反应　女性生殖道的良性上皮细胞经放射治疗后，上皮细胞主要是退变或修复改变，上皮细胞通常为正常细胞大小的数倍，可见体积巨大的细胞，也可出现一些蝌蚪状、蜘蛛状等奇形怪状的细胞；胞质出现皱褶或空洞，巴氏染色呈嗜碱性，很难见到非常鲜艳的胞质着色；细胞核可有轻度增大，可有双核、多核或奇异形核现象，伴有明显退变现象（核染色质浅染，模糊不清，核内空泡）。

4. 病原体感染　细菌感染、滴虫感染、真菌感染、病毒感染等。

【结果报告】

目前国内多采用子宫颈细胞学 Bethesda 报告系统（TBS-2014）描述性报告和改良巴氏五级分类报告法。

（一）子宫颈细胞学 Bethesda 报告系统

1. 基本信息　核对患者的姓名、年龄、末次月经、病史、细胞学检查编号、病案号及送检日期等基本信息。明确标本类型、涂片染色及制片方式。

2. 标本的质量

（1）"满意"：指对诊断提供足够有效的细胞成分。传统细胞涂片要求保存完好,形态清晰的鳞状上皮细胞数量不小于8 000个（8 000～12 000个）；液基细胞制片中不小于5 000个。要求每张片有足量的移行区成分（至少10个单个或成团、形态完好的子宫颈柱状上皮细胞及鳞状化生细胞）。

（2）"不满意"：指标本缺少标识或申请目的；载玻片破裂；缺乏足够对诊断有效的细胞成分,覆盖面少于10%；75%以上的鳞状上皮细胞被血液或黏液遮盖,影响判读；涂片过厚,固定欠佳等,建议重新取材。

3. 描述性诊断　描述阅片的发现,作出诊断,提出符合最新追踪原则的简要解释和建议,签名及报告日期。子宫颈正常及良性病变脱落细胞具体报告如下。

（1）无上皮内病变或恶性病变（NILM）

1）标本质量：评估满意,有子宫颈管/移行区成分。

2）判读意见：①无上皮内病变或恶性病变（NILM）。②非肿瘤的细胞学结果包括鳞状上皮化生、角化改变、萎缩、炎症（包括典型修复）、淋巴细胞性子宫颈炎、放疗反应、宫内节育器,可选择性报告。

3）子宫内膜细胞：良性子宫内膜细胞只在年龄＞45岁妇女中报告。

（2）滴虫报告

1）标本质量：评估满意,有子宫颈管/移行区成分。

2）判读意见：阴道滴虫。

（3）真菌报告

1）标本质量：评估满意,有子宫颈管/移行区成分。

2）判读意见：真菌,形态学符合假丝酵母菌属。

（4）细菌报告

1）标本质量：评估满意,有子宫颈管/移行区成分。

2）判读意见：菌群变化,提示细菌性阴道病。

（5）病毒报告

1）标本质量：评估满意,有子宫颈管/移行区成分。

2）判读意见：①细胞变化,符合单纯疱疹病毒感染；②细胞变化,符合巨细胞病毒感染。

（二）改良巴氏五级分类报告

分五级报告。

1. Ⅰ级　阴性。涂片内所见均为正常细胞,无非典型细胞或异常细胞。

2. Ⅱ级　炎性核异质。ⅡA：涂片内有非典型细胞（轻度增生）,细胞改变属于炎症范围或异型性不明显。ⅡB：涂片内有非典型细胞（重度增生）,细胞异型性较明显,但肯定属于良性范围。

3. Ⅲ级　有可疑癌（恶性）细胞。涂片内细胞异型性明显,但难以肯定良性、恶性,需要进一步检查证实或近期复查核实。

4. Ⅳ级　有高度可疑癌（恶性）细胞。涂片内细胞形态尚欠典型,或考虑是癌细胞,但数目太少,需要做其他检查确定。

5. Ⅴ级　有癌（恶性）细胞。涂片内细胞形态典型且数量较多。如有可能,进一步区分其组织学类型。

【临床意义】

子宫颈/阴道脱落细胞检查对许多非肿瘤疾病,特别是一些具有特殊细胞改变的特异性炎症,如病毒感染、真菌感染、滴虫感染及细胞反应性改变等,可作出诊断与鉴别诊断。

【注意事项】

1. 基本信息 患者基本信息完整,填写简要病史及子宫颈病变情况,有助于细胞病理结果报告。

2. 镜检 任何含有异常细胞的标本均属于可判读标本。避免阅片疏忽漏诊,先低倍镜逐个不遗漏视野观察全片,发现可疑细胞或病原微生物时须采用高倍镜再仔细鉴别观察。

3. 判读及鉴别

(1)化生细胞、典型修复细胞:判断是否有非典型细胞困难时,以正常中层鳞状上皮细胞为标尺,如果细胞核质比<50%,核轮廓光滑且染色质分布均匀,则为正常化生或修复细胞。

(2)萎缩性阴道炎改变:萎缩细胞可以有多种变化,背景多伴有炎性特征及多核巨细胞。

(3)放疗反应:细胞呈多种奇异样性状,要询问病史,仔细观察退行性细胞形态特征,避免过度诊断。

(4)各种病原微生物感染:除找到明确病原微生物外,细胞学背景也有典型特征,两者相结合有助于准确诊断。

4. 标本被血液遮蔽 鳞状细胞癌常出现血性标本,血液可堵塞液基制片仪的过滤膜,导致涂片细胞数量稀少,甚至造成标本不满意。镜下检查时必须仔细筛查这些不满意的标本,以确保不漏诊一些重要病变。对血性液基标本可以用冰醋酸预处理,可增加涂片观察的有效细胞数量。

5. 报告 对可疑标本进行会诊,结合病理学诊断、患者年龄、病史及临床表现综合判断,确实难以定性的标本,提供参考意见或重新涂片复检,患者定期随访观察。

• 思考题 •

1. 简述子宫颈正常鳞状上皮及腺上皮的细胞学特征。

2. 如何区分子宫颈管腺上皮及子宫内膜上皮细胞?

3. 简述细菌阴道病细胞学表现、滴虫及假丝酵母菌感染的细胞学背景及微生物特征。

(高洋 李艳雯)

实验二十三 子宫颈鳞状上皮脱落细胞异常形态学检查

【实验目的】

掌握子宫颈非典型鳞状细胞、鳞状上皮内病变及鳞状细胞癌的细胞病理学形态特征及诊断标准;熟悉子宫颈鳞状细胞癌前病变与鳞状细胞癌的鉴别;了解子宫颈细胞学 Bethesda 报告系统。

【实验原理】

将采集的子宫颈/阴道脱落细胞标本制片,经固定、染色、透明及封片后,采用显微镜观察涂片中的细胞形态特征。

【实验标本】

非典型鳞状上皮细胞-意义不明确(ASC-US)、非典型鳞状上皮细胞-不除外高级别鳞状上皮内病变(ASC-H)、低级别鳞状上皮内病变(LSIL)、高级别鳞状上皮内病变(HSIL)及鳞状细胞癌的脱落细胞标本或阳性教学片。

【实验操作】

针对低倍镜下发现的异常细胞或细胞团,巴氏或 HE 染色涂片转用 40 倍物镜,仔细观察细胞的结构特征,特别是细胞核的结构,以确诊细胞的性质。

【涂片及细胞形态特征】

(一)非典型鳞状细胞(ASC)

1. 涂片特征 细胞常单个散在分布,病变细胞数量较少,多为表层细胞来源,少数为化生细胞。育龄期女性涂片以中、表层细胞为主,子宫颈柱状上皮细胞呈蜂窝状排列,细胞数增多,核稍深染;老年妇女因雌激素水平下降,涂片以副基底层、底层细胞为主,细胞核可稍增大,可见萎缩细胞、角化不良细胞。

2. 细胞形态特征

(1)非典型鳞状上皮细胞 - 意义不明确(ASC-US):①细胞提示有轻度非典型增生、鳞状化生或鳞状细胞形态呈轻度异常。②核质比轻度增加。③细胞核增大,核膜较光滑,细胞核面积为正常中层鳞状细胞核面积的 2.5 ～ 3 倍,轻度不规则,可见双核,核轻度深染,核染色质稍增粗、均匀,核仁无或不清晰。

ASC-US 的诊断范围:① ASC-US 诊断比例不应超过鳞状上皮内病变的 2 ～ 3 倍;②包括诊断 HPV 感染证据不足,但又不除外者;③非典型化生细胞;④非典型修复细胞、非典型储备细胞增生;⑤绝经期后妇女和与萎缩有关的非典型鳞状细胞;⑥非典型角化不全细胞根据细胞的异常程度判读为 ASC-US、ASC-H 或 SIL,这里指异常角化,又称未成熟角化或不典型角化。

(2)非典型鳞状上皮细胞 - 不除外高级别鳞状上皮内病变(ASC-H):指细胞学改变提示有 HSIL 可能的少数病例,占 ASC 判读意见的 10% 以下。①涂片中异常细胞较少,常单个或呈少于 10 个细胞的小片状聚集,细胞排列不规则,极性紊乱;②细胞大小似不成熟化生细胞;③细胞核增大,为正常中层鳞状细胞核的 1.5 ～ 2.5 倍(液基涂片中,胞核为中性粒细胞 2 ～ 3 倍),核染色质轻度深染或退变,松散,不清晰,分布欠均匀,核质比高,接近 HSIL;④细胞质较少,浓稠或有角化。

ASC-H 的诊断范围:①重度非典型不成熟化生细胞;②储备细胞重度非典型增生;有少数非典型小细胞,诊断 HSIL 证据尚不充足;③非典型修复细胞与癌细胞难鉴别时;④不规则形状的组织碎片,细胞排列紧密,极性紊乱,核增大;⑤放疗后不能分辨出是 HSIL 还是癌时;⑥裸核较多,难以肯定为 HSIL 时。

(二)低级别鳞状上皮内病变(LSIL)

LSIL 是指由低危型或高危型 HPV 感染所致,表层或中层鳞状上皮细胞低度危险的上皮内病变。LSIL 与组织学 CIN1、轻度非典型增生术语相同。

1. 涂片特征 ①涂片以表层细胞及中层细胞为主,底层细胞少见。②非典型病变细胞以"成熟"的表层或中层鳞状细胞为主,胞质呈嗜酸性,少数为底层非典型细胞,偶见异常角化,细胞边界清楚。③依据局部病变大小,涂片中正常与异常上皮细胞数量多少可有差异。可见邻近区域的正常鳞状上皮细胞,伴有腺性糜烂时,则可见柱状上皮细胞。④有核周空晕的细胞符合 HPV 感染,包括在 LSIL 内,但只有核周空晕不能诊断 HPV 感染。

2. 细胞形态特征 ①细胞散在或呈片状、成簇分布,边界清楚。②细胞体积增大而异型,病变一般限于"成熟"胞质的中层、表层鳞状上皮细胞。③细胞质丰富而成熟,形态多样,边界清晰,可见有核周空晕、边缘胞质浓染的挖空细胞,挖空细胞合并核异常者也可诊断为 LSIL,但只有核周空晕无核异常则不符合诊断。④细胞核增大,大小至少为正常中层鳞状上皮细胞核面积的 3 倍,深染,核染色质分布均匀,或呈 HPV 感染所致核退变及煤污样,可见双核或多核,核质比增加,核仁少见或不明显。

核膜清楚,轻度不规则,可见凹迹。

（三）高级别鳞状上皮内病变（HSIL）

HSIL 主要由高危型 HPV 感染所致,有高危险发展为浸润癌。HSIL 等同于 CIN2、CIN3 及原位癌（CIS）,发现或者提示高级别病变是子宫颈细胞学检查的核心任务。

1. 涂片特征　①涂片以中底层非典型细胞为主,常见异常角化细胞。若底层细胞增生达到上皮浅层,可见成片底层细胞或底层非典型细胞。②原位癌涂片中可见散在、单一或成群分布的底层型或储备细胞型癌细胞。③由于子宫颈非典型增生和原位癌多发生储备细胞的增生,因此,在涂片中常见较多储备细胞。原位癌时则可见异型储备细胞。④可见正常鳞状上皮细胞,伴有腺性糜烂时,则可见柱状上皮细胞。

2. 细胞形态特征　①细胞常单个散在、呈片状或像合胞体样聚集分布,排列紊乱,细胞边界不清楚。②细胞大小不一,通常为未成熟的鳞状上皮细胞,总体上看,一般 HSIL 细胞较 LSIL 的细胞小,形态明显异常。③细胞质量较少,可表现为"不成熟",形态多样,多见花边状,胞质淡染,或呈化生性或角化性浓染,常见异常角化细胞。④细胞核大小不一,核染色质深染,呈细颗粒状、粗颗粒状或块状,但分布尚均匀,核质比明显增加。核仁不明显,HSIL 累及子宫颈管腺体时,偶见核仁。核膜不规则较 LSIL 严重,凸凹不平,有时可见内凹或核沟。⑤原位癌时则可见异型储备细胞。

ASC-H、LSIL 及 HSIL 的鉴别要点见表 7-1。

表 7-1　ASC-H、LSIL 及 HSIL 的鉴别要点

项目	ASC-H	LSIL	HSIL
细胞类型	中、底层细胞为主	中、表层细胞为主	底层细胞为主,大小不一
细胞核大小	增大,为正常中层鳞状上皮细胞核的 1.5 ～ 2.5 倍	增大,至少为正常中层鳞状上皮细胞核的 3 倍	核大小不一
核染色质	轻度深染,粗颗粒状,可见分布不均	染色加深,分布均匀	深染,粗颗粒或块状,分布尚均匀
核膜	轻度不规则	清晰可见,轻度不规则	明显不规则,凸凹不平
核仁	不明显	少见或不明显	不明显
核质比	较高,接近 HSIL	轻度增高	明显增加
细胞质	化生性胞质,浓稠或有角化	丰富,形态多样	胞质量少、深染,形态多样
细胞排列	单个或呈少于 10 个细胞的小片聚集,极性紊乱	散在或片状分布,细胞边界清晰	散在或聚集,极性紊乱,细胞边界不清楚

（四）鳞状细胞癌（SCC）

根据细胞学形态特征不同将其分为角化型和非角化型两类。若与腺癌区分困难,则纳入不能分类中,只报告癌。

1. 涂片特征　①具有鳞癌细胞的恶性特征。②癌细胞核增大、畸形、深染明显。③胞质有角化或无角化,细胞形状具有明显的多形性,癌细胞形态大小不一,胞质量多少不一。④成团的癌细胞极性消失,细胞大小、形态不一,核多居中。⑤涂片背景脏,常伴血性,角化样坏死物增多。

2. 细胞形态特征

（1）角化型鳞状细胞癌：①细胞常单个散在，聚集的细胞团较少见。②癌细胞多形性明显，细胞大小和形状差异较大，可见梭形、蝌蚪状、癌珠等奇异形状的细胞。③胞质有角化，呈橘黄色深染或红色。④细胞核增大、畸形、深染明显，大小差异较大，核膜不规则、染色质深染、呈粗颗粒状、分布不均匀，有时可见大核仁，但较非角化型鳞状细胞癌少见。⑤可出现"过度角化"或"角化不良"，若缺乏核异型，不足以判读为癌。⑥背景可见肿瘤素质，但较非角化型鳞状细胞癌少见。

（2）非角化型鳞状细胞癌：①单个散在或呈界限不清的合胞体样聚集分布，裸核常见。②癌细胞可大小不一，多呈相对一致的圆形、卵圆形或多角形，有 HSIL 的多数特点。③细胞质呈嗜碱性，巴氏染色呈蓝色，细胞质较少，核质比明显增大。④细胞核明显增大，核形不规则，染色质呈粗颗粒状或块状，分布明显不均，核仁明显且易见，可呈不规则形。⑤癌性背景明显，常见明显肿瘤素质，涂片背景伴炎性细胞、坏死物、细胞碎片、陈旧性红细胞和颗粒状蛋白质退变物。

【结果报告】

目前国内多采用子宫颈细胞学 Bethesda 报告系统（TBS-2014）描述性报告，具体见实验二十二。子宫颈鳞状上皮细胞异常 TBS 报告具体如下。

（1）考虑非典型鳞状细胞 - 意义不明确（ASC-US），请结合其他检查，建议 3 ~ 6 个月后复查，做 HPV 基因检测。

（2）考虑非典型鳞状细胞 - 不排除高级别鳞状上皮内病变（ASC-H），请结合其他检查，如有临床指征，建议做 HPV 检测及阴道镜检查。

（3）考虑低级别鳞状上皮内病变（LSIL）（包含 HPV/ 轻度异型增生 /CIN1），请按照临床指征，建议做阴道镜检查及活检。

（4）考虑高级别鳞状上皮内病变（HSIL）（包含中度和重度异型增生 /CIN2 和 CIN3，原位癌），请按照临床指征，建议做阴道镜检查及活检。

（5）考虑鳞状细胞癌（角化型或非角化型），请按照临床指征，建议做阴道镜检查及活检。

【临床意义】

通过子宫颈脱落细胞的形态检查，筛查和初步诊断子宫颈癌或癌前病变，有助于子宫颈癌的早期诊断和防治，有效降低子宫颈癌的死亡率。

【注意事项】

1. 基本信息 患者基本信息完整，填写简要病史及子宫颈病变情况，有助于细胞病理结果报告。

2. 镜检 任何含有异常细胞的标本均属于可判读标本。避免阅片疏忽漏诊，先低倍镜逐个不遗漏视野观察全片，发现可疑细胞时须采用高倍镜再仔细鉴别观察。涂片中还能见到介于良性与癌细胞之间的非典型细胞，涂片背景污浊，常伴血性黏液、炎症细胞，退化变性坏死物增多，显微镜下须注意识别。

3. ASC 的判读 在 ASC 诊断中可以正常细胞为对照标尺，细胞核形态异常是判读 ASC 的先决条件，ASC 的判读既与形态学密切相关，也与异常细胞的数目有关系，判读时应针对整个标本，而不是针对单个细胞，若仅根据 1 个病变细胞作出诊断，会增加误诊的风险，原则上少于 6 ~ 8 个异常细胞，报告为 ASC 更加合适。

4. 挖空细胞的鉴别 挖空细胞是 LSIL 的特征性表现，但不是诊断的必要条件，挖空细胞合并核异常者也可诊断为 LSIL，但只有核周空晕无核异常则不符合诊断。另外，须与糖原溶解的空泡相鉴别。通常副基底层、中层细胞胞质内含糖原，在制片时由于试剂作用而溶解，呈边缘圆滑规整、浅黄色或白色空泡。

5.肿瘤素质　肿瘤素质是间质浸润最重要的细胞学特征。并非所有浸润性子宫颈鳞状细胞癌都伴有肿瘤素质(50% ～ 60% 鳞状细胞癌伴有肿瘤素质),所有出现肿瘤素质的病例并非都提示子宫颈鳞状细胞癌。另外,液基涂片肿瘤素质背景不如传统涂片明显,坏死性碎片及陈旧性出血常集中黏附在细胞团的周边,称之为"黏附性肿瘤素质",而传统涂片的肿瘤素质通常弥漫分布在背景中。

6.标本被血液遮蔽　鳞状细胞癌常出现血性标本,血液可堵塞液基制片仪的过滤膜,导致涂片细胞数量稀少,甚至造成标本不满意。镜下检查时必须仔细筛查这些不满意的标本,以确保不漏诊一些重要病变。对血性液基标本可以用冰醋酸预处理,可增加涂片观察的有效细胞数量。

7.报告　对可疑标本进行会诊,结合病理学诊断、患者年龄、病史及临床表现综合判断,确实难以定性的标本,提供参考意见或重新涂片复检,患者定期随访观察。

思考题

1. 如何区分高级别鳞状上皮内病变(HSIL)和低级别鳞状上皮内病变(LSIL)?
2. 简述子宫颈鳞状上皮内病变的细胞学特征。
3. 简述角化型与非角化型鳞状细胞癌的形态特征及涂片背景特征。

(马丽　闫立志)

实验二十四　子宫颈腺上皮脱落细胞异常形态学检查

【实验目的】

掌握子宫颈腺上皮异常分类,非典型腺上皮、子宫颈管腺癌及子宫内膜腺癌的细胞病理学形态学特征。了解子宫颈细胞学 Bethesda 报告系统。

【实验原理】

将采集的子宫颈 / 阴道脱落细胞标本制片,经固定、染色、透明及封片后,采用显微镜观察细胞形态特征。

【实验标本】

非典型腺细胞 - 无特殊指定、非典型腺细胞 - 倾向于肿瘤、子宫颈管原位腺癌及腺癌的脱落细胞标本或阳性教学片。

【实验操作】

针对低倍镜下发现的异常细胞或细胞团,巴氏或 HE 染色涂片转用 40 倍物镜,仔细观察细胞的结构特征,特别是细胞核的结构,以确诊细胞的性质。

【涂片及细胞形态特征】

(一)非典型腺细胞 - 无特殊指定(AGC-NOS)

1.涂片特征　细胞核变化程度明显超出反应性或修复性改变,但又缺乏明确的原位腺癌和侵袭性腺癌特点。

2. 肿瘤细胞形态

（1）非典型子宫颈管腺细胞：①细胞呈片状或带状排列，轻度拥挤，核重叠或呈假复层化。②细胞界限清晰。③细胞质可能相当丰富。④核增大，是正常子宫颈管细胞核的 3～5 倍；核大小和形状轻度不一致；核轻度深染；核质比增高；染色质轻度不规则；核仁偶见；核分裂罕见。与传统涂片相比，液基涂片中的细胞团更圆，细胞重叠，显示三维结构，难以分辨细胞团中心的单个细胞。

（2）非典型子宫内膜腺细胞：①细胞团小，每团常为 5～10 个细胞。②细胞境界不规则。③细胞质少，偶见空泡。④核比正常子宫内膜细胞轻度增大；核染色稍深；染色质分布不均一；小核仁偶见。与传统涂片相比，液基涂片中的细胞核深染可能更明显，核仁更突出。

（二）非典型腺细胞 - 倾向于肿瘤（AGC-FN）

非典型腺细胞 - 倾向于肿瘤（AGC-FN）根据细胞来源，分为两种：子宫颈管腺细胞和来源不明腺细胞。

1. 涂片特征 细胞形态学变化在数量和质量上均不足以判读为子宫颈管原位腺癌或侵袭性腺癌。

2. 肿瘤细胞形态

（1）非典型子宫颈管腺细胞 - 倾向于肿瘤：①细胞呈片状或条带状排列；核拥挤、重叠，可见假复层柱状结构；偶见细胞团呈现"菊形团状"（腺体结构）或边缘似羽毛状。②细胞境界不规则。③核增大，常可见核拉长和轻度核深染；核质比增高；染色质呈粗颗粒状，分布不均匀；偶见核分裂及细胞凋亡碎片。液基涂片中细胞团增厚，可呈三维结构，密集多层的细胞结构会遮盖住细胞团片中央部分细胞核的细节。

（2）非典型来源不明腺细胞：当不能确定倾向于肿瘤的非典型腺细胞来源时，使用广义的"非典型腺细胞 - 倾向于肿瘤"（AGC-FN）。

（三）子宫颈管原位腺癌（AIS）

1. 涂片特征 细胞核增大，染色过深，染色质异常，核复层化和核分裂增多，但无侵袭性。背景干净，炎性细胞碎片可以存在，但无肿瘤性坏死。若同时伴有鳞状上皮内病变，可见到异常鳞状上皮细胞。

2. 肿瘤细胞形态 ①细胞排列呈片状、簇状、假复层细胞条带状或菊形团状；细胞团有呈栅栏状排列的细胞核，并可见带状胞质从细胞团周边伸出（"羽毛状"）；部分细胞显示明确的柱状形态；核拥挤、重叠，失去蜂窝状结构；可见单个异常细胞，但不常见。②细胞质量及细胞质内黏液减少。③核增大，呈卵圆形或变长；核大小不一；核深染；核质比增高；染色质呈粗颗粒状，分布均匀；核仁通常小或不明显；核分裂和凋亡小体常见。与传统涂片相比，液基涂片中更易发现单个完整细胞；核深染、排列拥挤的细胞团更常见三维结构；细胞团周边部呈现的羽毛状、菊形团状和细胞条带结构更精细；假复层细胞条带更常呈现短"鸟尾"状排列；核染色质可能粗糙或呈细颗粒状；核仁可能更常见。

（四）腺癌

1. 涂片特征 大量异常细胞合体聚集或单个散在，有侵袭性表现，细胞排列极性可消失，并具有一些其他恶性肿瘤细胞的共性。肿瘤素质常见。

2. 肿瘤细胞形态

（1）子宫颈管腺癌：①大量异常细胞呈二维片状或三维团簇排列，合体聚集现象常见，易见特殊排列，癌细胞也可单个散在。②细胞质通常有细小空泡。③核增大，核畸形没有鳞癌明显，染色质空亮、分布不均匀，核膜不规则，核仁大。可见异常鳞状上皮细胞，表明同时存在鳞状上皮病变或腺癌伴有部分鳞状上皮分化。

（2）子宫内膜腺癌：子宫颈细胞学检查发现腺癌细胞时，需要辨别肿瘤细胞来源于子宫颈管还是子宫内膜。①细胞为单个或呈紧密的小团簇。②细胞质少、嗜碱性,常有空泡,单个散在的肿瘤细胞或肿瘤细胞团簇的细胞质内可见中性粒细胞,似一小袋"中性粒细胞"。③高分化腺癌的细胞核轻度增大,并随肿瘤的恶性度升高而增大,核大小不一,核极性消失,核中度深染,染色质分布不均匀且空亮,在高级别腺癌中更明显,核仁小至明显,并随肿瘤的级别升高而增大。④细颗粒状或"水样"肿瘤素质可有可无。

【结果报告】

目前国内多采用子宫颈细胞学 Bethesda 报告系统(TBS-2014)描述性报告,具体见实验二十二。子宫颈腺上皮异常 TBS 报告具体如下。

1. AGC-NOS
(1)标本质量:评估满意,有子宫颈管/移行区成分。
(2)判读意见:非典型腺细胞,根据来源,报告分为以下几种。
1)考虑非典型子宫颈管腺上皮细胞:非特异(AGC-NOS),建议进行阴道镜子宫颈管活检。
2)考虑非典型子宫内膜腺细胞:建议进行阴道镜子宫颈管及子宫内膜活检(如果患者＞35 岁或有不正常出血)。
3)无法判断来源时,报告:考虑为非典型腺细胞(AGC)。

2. AGC-FN
(1)标本质量:评估满意,有子宫颈管/移行区成分。
(2)判读意见:①考虑非典型子宫颈管腺细胞,倾向于肿瘤,建议进行子宫颈管诊断性活检;②考虑非典型子宫内膜腺细胞,倾向于肿瘤,建议进行子宫颈管及子宫内膜诊断性活检(如果患者＞35 岁或有不正常出血)。

3. AIS
(1)标本质量:评估满意,有子宫颈管/移行区成分。
(2)判读意见:考虑子宫颈管原位腺癌(AIS)。请按照临床指征,建议进行阴道镜检查及子宫颈管活检。

4. 腺癌
(1)标本质量:评估满意,有子宫颈管/移行区成分。
(2)判读意见:①考虑非典型子宫颈管腺癌,建议进行子宫颈诊断性活检手术;②考虑非典型子宫内膜腺癌腺细胞,建议进行子宫颈管及子宫内膜诊断性活检。

【临床意义】

通过子宫颈脱落细胞的形态检查,筛查和初步诊断子宫颈腺上皮病变及初步分类,有助于子宫颈腺癌的早期诊断和防治,有效降低子宫颈腺癌的死亡率。

【注意事项】

1. **基本信息**　患者基本信息完整,填写简要病史及子宫颈病变情况,有助于细胞病理结果报告。
2. **镜检**　任何含有异常细胞的标本均属于可判读标本。避免阅片疏忽漏诊,先低倍镜逐个不遗漏视野观察全片,发现可疑细胞时须采用高倍镜再仔细鉴别观察。
3. **鉴别**　①子宫颈细胞学中腺上皮病变常常伴有鳞状上皮病变,在发现腺上皮异常时,一定要鉴别鳞状上皮病变和腺上皮病变,区分是否伴有鳞状上皮病变。②非典型腺上皮患者 HPV 阳性率较低,表明这类病变与腺癌无关,只是危险增高。③尽可能鉴别出细胞是子宫颈管来源或子宫内膜来源。
4. **标本被血液遮蔽**　腺癌常出现血性标本,处理方式同鳞癌。

5. 复检 对可疑标本进行会诊,结合病理学诊断、患者年龄、病史及临床表现综合判断,对确实难以定性的标本,可提供参考意见或重新涂片复检。

• 思考题 •

1. 简述子宫颈腺上皮病变的细胞学特征。
2. 什么年龄的患者细胞学检查中见到内膜细胞需要报告?有什么注意事项?
3. 简述子宫颈管原位腺癌细胞形态特征。
4. 简述子宫颈腺癌细胞形态特征及涂片背景特征。

（高洋　李艳雯）

附15 某医院病理科子宫颈液基细胞检查报告单

子宫颈液基细胞检查报告单(妇科)

标本号:20230121

姓名:×××　　　性别:女　　　年龄:54 岁　　　　床号:/　　　　临床诊断:体检　　　送检物:TCT
科别:妇科　　　住院号:/　　　送检医生:×××　　　染色方法:巴氏染色

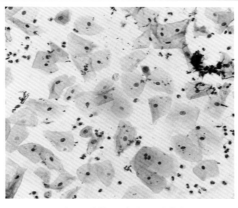

图 7-1　子宫颈脱落细胞(巴氏染色,×400)

标本满意度:

☑ 满意　　鳞状上皮细胞　子宫颈管细胞　化生细胞　内膜细胞

☐ 不满意　　鳞状上皮细胞缺乏　炎性细胞、血液、黏液或制片原因造成 75% 以上遮盖

微生物分析:

☐ 真菌,形态上符合假丝酵母菌属

☐ 滴虫感染

☐ 细菌感染

☐ 疱疹病毒感染

☐ 放线菌感染

鳞状上皮细胞分析:

☑ 未见上皮内病变或恶性病变(NILM)

☑ 良性反应性改变　　萎缩

　　　　　　　　　　放疗

　　　　　　　　　　宫内节育器

☐ 非典型鳞状上皮细胞　意义不明确(ASC-US)

　　　　　　　　　　　　不除外高级别鳞状上皮细胞内病变(ASC-H)

☐ 低级别鳞状上皮内病变(LSIL)

☐ 高级别鳞状上皮内病变(HSIL)

☐ 鳞状细胞癌(SCC)

腺上皮细胞分析:

☐ 非典型腺细胞病变 - 无特殊指定(AGC-NOS):子宫颈管细胞 内膜细胞 腺细胞

☐ 非典型腺细胞病变 - 倾向于肿瘤(AGC-FN):子宫颈管细胞 腺细胞

其他:

诊断意见:未见上皮内病变或恶性病变(NILM)

报告医师:×××　　　　　　　审核医师:×××　　　　　　　　报告时间:2023-10-12

附16 某医院病理科子宫颈液基细胞检查报告单

子宫颈液基细胞检查报告单（妇科）

标本号：20230122

姓名：×××　性别：女　年龄：54岁　床号：/　临床诊断：体检　送检物：TCT
科别：妇科　住院号：/　送检医生：×××　染色方法：巴氏染色

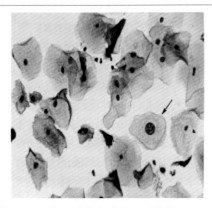

图7-2　子宫颈脱落细胞（巴氏染色，×400）

标本满意度：
☑ 满意　　鳞状上皮细胞　子宫颈管细胞　化生细胞　内膜细胞
☐ 不满意　鳞状上皮细胞缺乏　炎性细胞、血液、黏液或制片原因造成75%以上遮盖

微生物分析：
☐ 真菌，形态上符合假丝酵母菌属
☐ 滴虫感染
☐ 细菌感染
☐ 疱疹病毒感染
☐ 放线菌感染

鳞状上皮细胞分析：
☐ 未见上皮内病变或恶性病变（NILM）
☐ 良性反应性改变　　萎缩
　　　　　　　　　　　放疗
　　　　　　　　　　宫内节育器
☑ 非典型鳞状上皮细胞　意义不明确（ASC-US）
　　　　　　　　　　　不除外高级别鳞状上皮细胞内病变（ASC-H）
☐ 低级别鳞状上皮内病变（LSIL）
☐ 高级别鳞状上皮内病变（HSIL）
☐ 鳞状细胞癌（SCC）

腺上皮细胞分析：
☐ 非典型腺细胞病变-无特殊指定（AGC-NOS）：子宫颈管细胞　内膜细胞　腺细胞
☐ 非典型腺细胞病变-倾向于肿瘤（AGC-FN）：子宫颈管细胞　腺细胞
其他：
诊断意见：非典型鳞状上皮细胞-意义不明确（ASC-US）

报告医师：×××　　审核医师：×××　　报告时间：2023-10-12

附17　某医院病理科子宫颈液基细胞检查报告单

子宫颈液基细胞检查报告单（妇科）

标本号：20230153

| 姓名：×××　　性别：女　　年龄：63 岁　　　　床号：/　　临床诊断：体检　　　送检物：TCT |
| 科别：妇科　　住院号：/　　送检医生：×××　　染色方法：巴氏染色 |

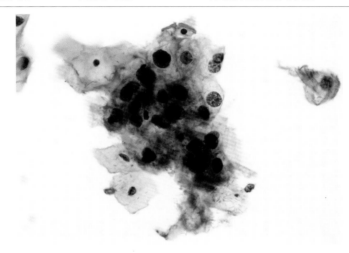

图 7-3　子宫颈脱落细胞（巴氏染色，×400）

标本满意度：
☑ 满意　　鳞状上皮细胞　子宫颈管细胞　化生细胞　内膜细胞
☐ 不满意　鳞状上皮细胞缺乏　炎性细胞、血液、黏液或制片原因造成 75% 以上遮盖

微生物分析：
☐ 真菌，形态上符合假丝酵母菌属
☐ 细菌感染
☐ 放线菌感染
☐ 疱疹病毒感染
☐ 滴虫感染

鳞状上皮细胞分析：
☐ 未见上皮内病变或恶性病变（NILM）
☐ 良性反应性改变（☐ 萎缩，☐ 放疗，☐ 宫内节育器）
☐ 非典型鳞状上皮细胞　意义不明确（ASC-US）
　　　　　　　　　　　　不除外高级别鳞状上皮细胞内病变（ASC-H）
☑ 低级别鳞状上皮内病变（LSIL）
☐ 高级别鳞状上皮内病变（HSIL）
☐ 鳞状细胞癌（SCC）

腺上皮细胞分析：
☐ 非典型腺细胞病变 - 无特殊指定（AGC-NOS）：子宫颈管细胞　内膜细胞　腺细胞
☐ 非典型腺细胞病变 - 倾向于肿瘤（AGC-FN）：子宫颈管细胞　腺细胞
其他：
诊断意见：低级别鳞状上皮内病变（LSIL）

报告医师：×××　　　　　　审核医师：×××　　　　　　报告时间：2023-10-12

附18　某医院病理科子宫颈液基细胞检查报告单

子宫颈液基细胞检查报告单（妇科）

标本号：20230154

姓名：×××　　性别：女	年龄：66 岁	床号：/	临床诊断：体检	送检物：TCT
科别：妇科　　住院号：/	送检医生：×××	染色方法：巴氏染色		

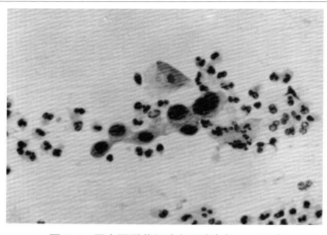

图 7-4　子宫颈脱落细胞（巴氏染色，×400）

标本满意度：
☑ 满意　　鳞状上皮细胞　子宫颈管细胞　化生细胞　内膜细胞
☐ 不满意　　鳞状上皮细胞缺乏　炎性细胞、血液、黏液或制片原因造成 75% 以上遮盖

微生物分析：
☐ 真菌,形态上符合假丝酵母菌属
☐ 细菌感染
☐ 放线菌感染
☐ 疱疹病毒感染
☐ 滴虫感染

鳞状上皮细胞分析：
☐ 未见上皮内病变或恶性病变（NILM）
☐ 良性反应性改变（☐ 萎缩,☐ 放疗,☐ 宫内节育器）
☐ 非典型鳞状上皮细胞　意义不明确（ASC-US）
　　　　　　　　　　不除外高级别鳞状上皮细胞内病变（ASC-H）
☐ 低级别鳞状上皮内病变（LSIL）
☑ 高级别鳞状上皮内病变（HSIL）
☐ 鳞状细胞癌（SCC）

腺上皮细胞分析：
☐ 非典型腺细胞病变 - 无特殊指定（AGC-NOS）:子宫颈管细胞 内膜细胞 腺细胞
☐ 非典型腺细胞病变 - 倾向于肿瘤（AGC-FN）:子宫颈管细胞 腺细胞
其他：
诊断意见： HSIL（原位癌）

报告医师：×××	审核医师：×××	报告时间：2023-10-12

附 19　某医院病理科子宫颈液基细胞检查报告单

子宫颈液基细胞检查报告单（妇科）

标本号：××××

姓名：×××　　性别：女　　　年龄：56岁　　　床号：/　　临床诊断：体检　　　送检物：TCT
科别：妇科　　住院号：/　　　送检医生：×××　　染色方法：巴氏染色

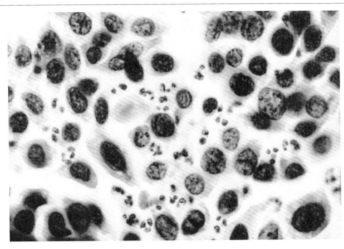

图 7-5　子宫颈脱落细胞（巴氏染色，×400）

标本满意度：
☑ 满意　　鳞状上皮细胞　子宫颈管细胞　化生细胞　内膜细胞
☐ 不满意　鳞状上皮细胞缺乏　炎性细胞、血液、黏液或制片原因造成 75% 以上遮盖
微生物分析：
☐ 真菌,形态上符合假丝酵母菌属
☐ 细菌感染
☐ 放线菌感染
☐ 疱疹病毒感染
☐ 滴虫感染
鳞状上皮细胞分析：
☐ 未见上皮内病变或恶性病变（NILM）
☐ 良性反应性改变（☐ 萎缩,☐ 放疗,☐ 宫内节育器）
☐ 非典型鳞状上皮细胞　意义不明确（ASC-US）
　　　　　　　　　　　　不除外高级别鳞状上皮细胞内病变（ASC-H）
☐ 低级别鳞状上皮内病变（LSIL）
☐ 高级别鳞状上皮内病变（HSIL）
☑ 鳞状细胞癌（SCC）
腺上皮细胞分析：
☐ 非典型腺细胞病变 - 无特殊指定（AGC-NOS）:子宫颈管细胞 内膜细胞 腺细胞
☐ 非典型腺细胞病变 - 倾向于肿瘤（AGC-FN）:子宫颈管细胞 腺细胞
其他：
诊断意见:非角化型鳞状细胞癌

报告医师：×××　　　　审核医师：×××　　　　　报告时间：2023-10-12

附 20　某医院病理科子宫颈液基细胞检查报告单

子宫颈液基细胞检查报告单（妇科）

标本号：××××

| 姓名：×××　　性别：女　　年龄：61 岁　　床号：/　　临床诊断：体检　　送检物：TCT |
| 科别：妇科　　住院号：/　　送检医生：×××　　染色方法：巴氏染色 |

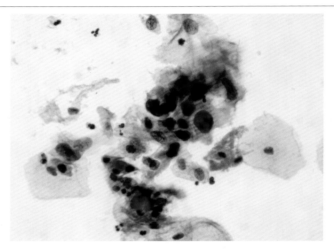

图 7-6　子宫颈脱落细胞（巴氏染色，×400）

标本满意度：

☑满意　鳞状上皮细胞　子宫颈管细胞　化生细胞　内膜细胞

□不满意　鳞状上皮细胞缺乏　炎性细胞、血液、黏液或制片原因造成 75% 以上遮盖

微生物分析：

□真菌，形态上符合假丝酵母菌属

□细菌感染

□放线菌感染

□疱疹病毒感染

□滴虫感染

鳞状上皮细胞分析：

□未见上皮内病变或恶性病变（NILM）

□良性反应性改变（□萎缩，□放疗，□宫内节育器）

□非典型鳞状上皮细胞　意义不明确（ASC-US）

　　　　　　　　　　　不除外高级别鳞状上皮细胞内病变（ASC-H）

□低级别鳞状上皮内病变（LSIL）

□高级别鳞状上皮内病变（HSIL）

☑鳞状细胞癌（SCC）

腺上皮细胞分析：

□非典型腺细胞病变 - 无特殊指定（AGC-NOS）：子宫颈管细胞 内膜细胞 腺细胞

□非典型腺细胞病变 - 倾向于肿瘤（AGC-FN）：子宫颈管细胞 腺细胞

其他：

诊断意见：角化型鳞状细胞癌

| 报告医师：×××　　　　审核医师：×××　　　　报告时间：2023-10-12 |

第八章

细针吸取脱落细胞形态学实验

细针吸取细胞学检查因其简便易行、损伤轻微并在可一定程度上达到病理学确诊的特点而被广泛认可,临床主要用于诊断与鉴别肿物良恶性或进一步明确病理类型,但因细胞学诊断标准和组织学有一定差异,对细胞涂片制备要求较高,细胞多无组织结构,导致对肿瘤分型仍不够准确。免疫化学染色和分子生物学等技术的发展将使细针吸取细胞检查对肿瘤的诊断与分型更加精准。

实验二十五　细针吸取脱落细胞涂片制备与染色

【实验目的】

掌握细针吸取脱落细胞涂片制备方法。

【实验原理】

取穿刺后吸取的穿刺物制成涂片,经固定、染色后即可用于显微镜细胞学检查。

【实验器材】

穿刺针头、注射器、离心管、载玻片、推片、一次性塑料吸管、滴管、染色架、洗耳球、滤纸、记号笔等。

【实验试剂】

1. **固定液**　95% 乙醇、4% 中性甲醛固定液、甲醇等。
2. **染色液**　瑞 - 吉染液、巴氏染液或 HE 染液。

【实验标本】

细针穿刺物标本。

【实验操作】

1. **涂片**　针吸完成后,取下针头,将注射器针栓抽吸空气少许,再套上针头,将吸出物推挤至载玻片上,用针头将标本摊开,制成涂片,但不宜反复多次摊涂,使细胞破碎影响诊断。切不可出针后直接拉回针栓,吸入空气,使吸出物吸至针筒内而不能推挤出。吸出物非常少时,须反复推挤,尽可能使标本不被丢失。

2. **固定**

（1）干固定:标本涂片后,可手持玻片快速挥干,自然干燥后备用,此法适用于瑞 - 吉染色。

（2）湿固定:此法适用于巴氏染色或 HE 染色。标本涂片后,待其潮干时,即刻将涂片浸入固定液缸中固定,固定液用后应过滤,防止交叉污染。

（3）喷雾固定:涂片平放,将成膜固定剂喷在涂片上（由乙醇和蜡样物质配制而成）,静待片刻以便干燥,这种方法既可以达到固定细胞的目的,又可以在涂片干燥后形成一层薄膜覆盖在涂片上。在染色之前,需要放入 95% 乙醇中浸泡 15min,然后再放入蒸馏水中浸泡 10min。

3. **染色**　干固定涂片使用瑞 - 吉染色;湿固定涂片使用巴氏染色或 HE 染色。

【注意事项】

1. **标本**　吸出物为较多液体时,应离心取沉淀物涂片。如果沉淀物过多,可将离心后的标本管缓慢拿出,避免颠倒,用一次性吸管缓慢吸出上清液,取沉淀物的最上层涂片。

2. **涂片**　尽可能均匀,不宜太厚或太薄;涂片避免反复摩擦,容易将细胞破坏。

3. **标记**　制片结束后,在玻片上注明编号、患者姓名、日期、标本种类,并反复核对无误。

4. **涂片评价**　制作良好的涂片应具有以下特征:有足够的有效细胞成分,细胞固定良好,染色后细胞核、细胞质及细胞团结构清晰,染色标准。

• 思考题 •

1. 为什么巴氏染色需要涂片湿固定?
2. 瑞 - 吉染色和巴氏染色后在观察细胞时有什么不同?

（陈丽惠　刘首明）

实验二十六　淋巴结良性病变细针吸取脱落细胞形态学检查

【实验目的】

掌握各种炎症细胞、类上皮细胞、Langhans 细胞的形态特征;熟悉急性淋巴结炎、慢性淋巴结炎、结核性淋巴结炎的细胞学特点。

【实验原理】

淋巴结细针吸取制备好的涂片经固定、染色后,在显微镜下即可根据细胞染色特点识别细胞形态。

【实验标本】

良性病变淋巴结细针吸取脱落细胞染色涂片。

【实验操作】

1. **核对临床信息**　①仔细核对申请单与标本上的标记是否一致,确认一般资料,如患者姓名、性别、年龄、住址、病案号、标本号、送检医师姓名等;②临床资料,如临床诊断、主要症状体征、发病时间、诊疗过程,病变部位、大小、性质（如可移动或粘连）、症状（如红、肿、热、痛等）,相关实验室检查及影像诊断等;③大体标本所见,如吸出物的颜色和性质;④标本采集过程针刺的手感,如穿沙感、橡皮感等,有无异常现象等。

2. **形成细胞学报告**　低倍镜浏览、观察,高倍镜或油镜确认,有无炎症和感染,有无恶性细胞、可疑恶性细胞、反应性细胞和增生细胞等,对整个涂片中细胞形态及所带来的临床信息进行总结、思考,形成细胞学诊断及建议,再次核对无误后发出报告。

【涂片及细胞形态特征】

1. 涂片特征　淋巴结内细胞形态、种类、排列等,将显示出不同良性病变各自的形态结构组成特点,均无恶性特征。

2. 淋巴结良性病变常见细胞形态

（1）组织细胞及巨噬细胞:单核细胞进入组织后转化而成的具有高度吞噬能力的单个核细胞称为组织细胞。当其吞噬异物或细胞碎片后称为巨噬细胞。胞体大,直径 $15 \sim 50\mu m$,多呈不规则形,核相对较小,呈圆、椭圆或肾形,偏位,染色质呈网状,可见核仁,胞质极丰富,呈多色性,内含多量空泡及吞噬的细胞碎片。

（2）免疫母细胞（B）:体积最大的转化 B 淋巴细胞,直径 $20 \sim 40\mu m$,最大可达 $70\mu m$ 。胞质丰富,嗜碱性,略嗜双色性。核较大,呈圆或卵圆形,染色质呈细颗粒状,有小核仁 $1 \sim 3$ 个,核居中,少数可见双核。

（3）免疫母细胞（T）:体积最大的转化 T 淋巴细胞,但比 B 免疫母细胞体积小,呈圆形或卵圆形,胞质较少,呈淡蓝色或透明状,核为圆或卵圆形,染色质细、分布均匀,核仁较小,多偏位。

（4）类上皮细胞:卵圆形,可单个散在或呈合体状,胞质丰富,分界不清,细胞核似黄瓜样、鞋底样,染色质细致。

（5）Langhans 细胞:细胞体积大,直径可达 $300\mu m$,核可有数十个或更多,呈花环状或马蹄形排列于胞质周边,核形态与类上皮细胞相同。

（6）其他炎症细胞:包括淋巴细胞、中性粒细胞、嗜酸性粒细胞、嗜碱性粒细胞等。

3. 背景特征　退变坏死时可见细胞碎屑、黏液样物等,其中结核性坏死属于完全性坏死,是无结构颗粒状物。

【非肿瘤性疾病细胞学特点】

1. 急性淋巴结炎　急性炎症初期穿刺液呈轻度混浊的液体,涂片为蛋白背景中伴细胞碎片,混有淋巴细胞和稀疏的中性粒细胞;后期穿刺液为脓性,在细胞碎片的背景中,有许多退变的中性粒细胞。

2. 慢性淋巴结炎　可分为 3 型。①滤泡增生型:涂片内细胞丰富,大小和形态明显不同,但一般以淋巴细胞为主,代表生发中心的树突状细胞、中心细胞、中心母细胞和巨噬细胞混杂其中。②窦性增生型:涂片中小淋巴细胞和大量巨噬细胞混合,巨噬细胞可为单核或多核,胞质丰富,呈泡沫状,核为圆、卵圆或肾形,染色质呈细颗粒状,有微小核仁,并可伴有浆细胞。③弥漫增生型:涂片主要为免疫母细胞、巨噬细胞和小淋巴细胞等按不同比例混合,免疫母细胞核大,圆形,偶有双核,核仁明显,位于中央,伴有小淋巴细胞、浆细胞、中性粒细胞、嗜酸性粒细胞和巨噬细胞。

3. 结核性淋巴结炎（淋巴结结核）　细胞学涂片特征因病变时期而不同。①若以干酪性坏死为主,穿刺时肉眼可见抽出较多的黏稠淡黄色物,涂片在坏死组织、细胞碎片的背景中有大量小淋巴细胞、类上皮细胞,有时可见 Langhans 细胞,还有其他炎性细胞如中性粒细胞、嗜酸性粒细胞等。②若以增生为主,涂片中见大量小淋巴细胞、组织细胞、类上皮细胞、Langhans 细胞等。

【结果报告】

1. 直接报告法　即根据涂片中细胞形态特征可直接明确诊断者,包括两种情况。

（1）明确取材的解剖学部位及病变的疾病学分类,其表达形式为淋巴结部位 + 疾病分类学名称,如淋巴结结核、淋巴结转移癌等。

（2）病变性质明确，但不能确定其组织学类型，如恶性淋巴瘤，可建议活检，以进一步确定其组织学类型。

2.描述性诊断报告法

（1）不能作出完全明确、肯定的疾病分类学诊断时：所见的细胞变化不够典型，病变的细胞数量太少，或无特异性，因而不能作出明确诊断，只能提出细胞学可能的诊断意见或倾向。常用"考虑为""可能为""倾向于""不除外"等可疑诊断来表示。其结果的可信程度与上述直接报告法略有差异，必要时可重复检查。这种诊断形式虽然是不可避免的，但应尽量减少。

（2）不能归结为明确的疾病或病理过程，只能对涂片病变的特征进行描述：如"在淋巴细胞的背景上，散在少量多核巨细胞"，这意味着，病变可能是结核、异物反应或寄生虫病，不是恶性肿瘤引起的肉芽肿性反应，多核巨细胞出现有一定的病理意义，可提示临床做进一步检查。

【临床意义】

根据穿刺涂片结合临床资料明确肿大淋巴结病变性质，是良性反应性或恶性，并根据特点尽可能明确病变具体类型或提供进一步诊治建议。

【注意事项】

1.细胞大小参考标尺　显微镜检查时常以红细胞或小淋巴细胞作为判断细胞大小的参照标尺。

2.不容易鉴别细胞的处理　炎症反应可使细胞发生形态上的改变，有时易被误认为恶性细胞，如巨噬细胞与部分肿瘤细胞不易鉴别，须结合细胞形态特征、免疫细胞化学染色及其他检查进行明确。

3.非典型细胞　出现不同于正常或反应性改变、不能诊断或怀疑为"肿瘤"的非典型细胞时，应提出细胞学建议，如建议进行组织病理学检查。

4.结果报告　报告单信息齐全，包括取材时间、报告时间、取材部位等。

• 思考题 •

1. 急性淋巴结炎的细胞学特点有哪些？

2. 如何区分类上皮细胞和组织细胞？

（孙玉鸿　陈海生）

实验二十七　淋巴结恶性病变细针吸取脱落细胞形态学检查

【实验目的】

掌握淋巴结细针吸取常见恶性肿瘤，包括原发性肿瘤（霍奇金淋巴瘤、非霍奇金淋巴瘤）、转移癌（鳞癌、腺癌、小细胞未分化癌，甲状腺乳头状癌）的细胞学形态特征。

【实验原理】

淋巴结细针吸取物涂片经固定、染色后，在显微镜下观察恶性肿瘤细胞学形态。

【实验标本】

淋巴结常见恶性肿瘤细胞染色涂片。

【实验操作】

同实验二十六。

【恶性肿瘤细胞形态学特征】

（一）转移性腺癌

1. 涂片特征　淋巴结结构破坏,细胞数量明显增多。癌细胞多成团、成堆排列,亦可单个散在,癌细胞形态大小不一,胞质内有黏液,可见腺样结构。淋巴细胞少见或消失,炎症细胞、红细胞增多。

2. 肿瘤细胞形态

（1）高分化腺癌细胞:腺癌细胞成团分布为主,可见散在的癌细胞,细胞大小较一致。排列紊乱,彼此重叠,呈三维立体结构,如梅花状、腺腔样、乳头状、管状、菊形团、彩团状等结构,或散在分布。癌细胞体积较大,呈圆形、卵圆形,胞质丰富,呈略嗜碱染色。胞质内可见黏液空泡,有的空泡很大,核被挤压在一边,呈印戒样癌细胞。癌细胞核为圆形或卵圆形,核染色质较致密,略深染,呈粗块或粗网状,细胞核常偏于癌细胞的一侧。常见 1 ～ 2 个增大的核仁,直径可为 3 ～ 5μm 或以上。

（2）低分化腺癌细胞:成团癌细胞边界不清,拥挤重叠。细胞体积略小,呈圆形或类圆形。胞质量较少,嗜碱性染色,可见细小的透明的黏液空泡。胞核呈圆形、半月形或不规则形,位于细胞团边缘,致细胞团边缘细胞隆起,染色质较均匀致密,呈粗块或粗网状。可见明显核仁。

（二）转移性鳞癌

1. 涂片特征　淋巴结结构破坏,细胞数量明显增多,成团、成堆排列的癌细胞增多,亦可单个散在。癌细胞形态大小不一,具有典型的鳞癌特征。淋巴细胞减少或消失,炎症细胞、红细胞增多。

2. 肿瘤细胞形态

（1）高分化鳞癌细胞:癌细胞以散在分布为主,部分成团。细胞多形性明显,如梭形、蝌蚪状、彩带形。多数癌细胞胞质内有角化,胞质丰富、均匀、呈磨玻璃状,可染成橘黄色。核大深染,胞核呈固缩状,部分细胞完全角化,细胞核消失。一般不见核仁。

（2）低分化鳞癌细胞:散在或成团分布,成团的癌细胞呈堆叠状。癌细胞多为圆形或不规则形。胞质为少量至中等量,呈嗜碱性。胞核居中,染色质呈粗颗粒状,分布不均。有时可见核仁。

（三）转移性小细胞癌

1. 涂片特征　淋巴结结构破坏,可见大量成堆成群的癌细胞,癌细胞也可散在分布。癌细胞体积小,比淋巴细胞稍大。胞质含量少,几乎呈裸核样。淋巴细胞少见或消失。

2. 肿瘤细胞形态　癌细胞散在或呈小堆,胞核互相挤压成镶嵌状结构,癌细胞间界限不清。癌细胞体积小,比正常淋巴细胞核大 0.5 ～ 1 倍,呈不规则小圆形、卵圆形、瓜子形或燕麦形,染色质呈均匀细点状,呈“椒盐样”,核仁不见。胞质少,略呈嗜碱性。核质比很大,似裸核样,核分裂象易见。

（四）小淋巴细胞性淋巴瘤 / 慢性淋巴细胞性白血病

1. 涂片特征　常见细胞散在,很少成团,细胞种类较单一,以某一类型细胞占优势,但仍能发现少数其他细胞,这种单一性常提示这类细胞异常增生。

2. 肿瘤细胞形态　涂片中细胞较丰富。瘤细胞以单一的类似成熟的小淋巴细胞为主,比正常淋巴细胞稍大。胞质量少,淡蓝色,核质比高。核为圆形,染色质浓集、呈块状,分裂象罕见。核仁不明显。可见幼稚淋巴细胞和胞体较大、胞质丰富的淋巴细胞。无浆样细胞或浆细胞,无含吞噬小体的巨噬细胞和滤泡树突细胞。

（五）霍奇金淋巴瘤

1.涂片特征 涂片显示细胞散在,细胞种类增多,以组织细胞及淋巴细胞同时恶性增殖为主,出现 Reed-Sternberg 细胞（R-S 细胞）,背景为多种反应性增生的淋巴细胞、粒细胞,特别是嗜酸性粒细胞。

2.肿瘤细胞形态 R-S 细胞单个散在,细胞体积巨大,可为 $100 \sim 200\mu m$,胞质量丰富。核巨大,呈单核、双核、多核;有猫眼或牛眼状的巨大核仁,$5 \sim 10\mu m$,核仁周围可有空白。

【结果报告】

可采用直接报告法或描述性诊断报告法,具体见实验二十六。

【临床意义】

根据穿刺涂片检查结果,结合临床资料,可明确肿大淋巴结病变性质。发现淋巴瘤细胞或转移性癌细胞,建议结合免疫组化及组织病理学检查进一步明确组织来源或分型。

【注意事项】

1.淋巴内涎腺组织 颈周围的淋巴结要除外极少见的淋巴内涎腺组织。

2.癌性坏死 以癌性坏死为主,典型的癌细胞少,不能判断为鳞癌或腺癌时,可报告为"癌性坏死";若仅为坏死成分,此时须与干酪型结核进行鉴别诊断,必要时应换部位重新取材。

3.低分化鳞癌或低分化腺癌 癌细胞分化较差,判断不出是低分化鳞癌或低分化腺癌时,可报告为"低分化癌淋巴结转移"或"见分化差的癌细胞"。

4.淋巴结转移癌鉴别 淋巴结转移癌中,来自鼻咽部的未分化癌、乳腺的浸润性小叶癌、肺的小细胞癌与淋巴瘤有时难以鉴别,特别是未分化癌与淋巴瘤的鉴别。主要鉴别点为转移癌的癌细胞具有成团分布的特点,而淋巴瘤细胞为散在分布。

• 思考题 •

1. 淋巴结转移癌针吸细胞涂片特征有哪些?
2. 淋巴瘤针吸细胞涂片特征有哪些?

（孙玉鸿　齐莹莹）

实验二十八　甲状腺良性病变细针吸取脱落细胞形态学检查

甲状腺的疾病是临床常见病和多发病,细针吸取脱落细胞技术在诊断甲状腺疾病中的应用日益增多,为甲状腺疾病（特别是甲状腺恶性肿瘤）的早期诊断和术前诊断提供了重要依据。

【实验目的】

掌握甲状腺正常细胞（滤泡细胞、嗜酸细胞、C 细胞）的形态特征,熟悉甲状腺炎的细胞学特点。

【实验原理】

甲状腺细针吸取标本制备好的涂片经固定、染色后,在显微镜下即可根据细胞染色特点识别细胞形态。

【实验标本】

甲状腺的良性病变细针吸取脱落细胞染色涂片。

【实验操作】

同实验二十六。

【涂片及细胞形态特征】

1. 涂片特征　良性病变时,涂片大部分为甲状腺良性细胞,多成团排列,细胞有极性,通常含有胶质,部分可见退行性改变。

2. 甲状腺良性病变常见细胞形态

（1）滤泡细胞:一般为立方体,核为球形,位于细胞中央或略偏位。染色质呈颗粒状,可见核仁。细胞形态、大小随功能状态而不同。

（2）嗜酸细胞:细胞体积较大,呈多边形,胞质中有许多细小的嗜酸性颗粒,细胞境界清楚。胞核大,可有双核及核的不典型性。这种细胞一般认为是一种滤泡细胞增生或化生性改变,细胞数目随年龄增加而增多。在病理情况下主要见于嗜酸细胞肿瘤或桥本甲状腺炎。其他类型甲状腺疾病多不出现或罕见。

（3）C 细胞:在苏木素-伊红染色中,细胞为卵圆形、圆形、梭形或多边形,比一般滤泡上皮细胞大,胞质淡染,故又称为淡细胞,在常规染色涂片中不易辨认,用银染色法细胞质内显示有棕黑色嗜银颗粒。电镜下,胞质内含有密度较高的带膜的分泌颗粒,它的作用是分泌降钙素,具有降低血钙、抑制骨钙的吸收和释出、平衡甲状旁腺激素的降钙作用。

【非肿瘤性疾病细胞学特点】

1. 甲状腺炎　涂片内为大量的中性粒细胞,也称为炎症细胞,形成脓肿时,细胞形态破烂,称为脓细胞。在炎症细胞中有散在的滤泡上皮细胞团,该细胞形态大小正常,部分细胞伴有退行性变。在恢复期时,可出现较多的吞噬细胞、淋巴细胞,甚至有多核巨细胞。应注意与未分化癌和亚急性肉芽肿性甲状腺炎鉴别。

2. 毒性甲状腺肿　涂片内见有丰富的滤泡上皮细胞,呈高柱状,核肥大,且大小不一,位于胞质一端,胞质丰富,呈淡伊红染色,细胞质边缘常有滴状或火焰状突起。甲状腺功能亢进时可见成片的这种细胞。滤泡上皮细胞间有明显的空泡状改变（电镜下发现滤泡细胞内高尔基复合体肥大,内质网和核糖体增多,微绒毛变长和数量增多）。经过抗甲状腺药物治疗,甲状腺功能恢复正常时,可见核大小不一的融合型滤泡细胞,细胞质恢复蓝色,只有少数细胞有残余少量红染的胞质,核染色质增加,部分细胞核仁明显,有时可被误诊为肿瘤。

3. 非毒性甲状腺肿　涂片内为丰富的滤泡细胞,呈小团状分布。形态表现为两类。一种滤泡细胞体积增大,胞质丰富,部分细胞质内有大小不等的空泡,核大,染色质细,分布均匀,有 1～2 个小核仁。另一种滤泡细胞体积小,胞质少或呈裸核,呈假乳头状排列,核染色质致密,略深染,核仁不明显,伴有囊性病变存在时,吞噬细胞多见,有少许中性粒细胞、淋巴细胞。

【结果报告】

甲状腺细胞学 Bethesda 诊断报告系统自 2010 年出版以来得到国际普遍认可,甲状腺细针穿刺细胞病理学诊断专家共识(2023 版)在此基础上进行了适当修改,以使我国病理医师在实际工作中更容易掌握和应用。诊断报告包含总体诊断及亚分类,每一个分类都有相应的恶性风险等级,并对应以科学循证为基础的临床处理,见表 8-1。

表 8-1　甲状腺细针穿刺细胞病理学诊断恶性风险度和临床处理共识

分类	恶性风险度 /%	临床处理共识
Ⅰ类:标本无法诊断或不满意	5 ～ 10	超声引导下再次细针穿刺
Ⅱ类:良性病变	0 ～ 3	临床和超声监测
Ⅲ类:意义不明确的不典型细胞病变	6 ～ 18	洗脱液分子标志物检测辅助明确诊断;如无细胞洗脱液,则再次细针穿刺并行分子检测
Ⅳ类:滤泡性肿瘤或可疑滤泡性肿瘤;嗜酸细胞肿瘤或可疑嗜酸细胞肿瘤	10 ～ 40	甲状腺叶切除或分子标志物检测辅助诊断
Ⅴ类:可疑恶性肿瘤	45 ～ 60	甲状腺近全切除或腺叶切除
Ⅵ类:恶性肿瘤	94 ～ 96	甲状腺近全切除或腺叶切除

Bethesda 分类Ⅱ类良性病变常见描述性报告模式:

(1)见甲状腺滤泡上皮细胞,呈片状、蜂窝状、巢状排列,细胞不拥挤,细胞大小不一致,无异型,符合良性滤泡性结节(包括结节性甲状腺肿、正常甲状腺滤泡、腺瘤样结节、大滤泡型腺瘤等),请结合临床。

(2)见多量不同分化程度的淋巴细胞,呈散在、片状、巢状分布,少量滤泡细胞嗜酸性变,考虑淋巴细胞性甲状腺炎或桥本甲状腺炎,请结合临床。

(3)见大量多核巨细胞及炎症细胞,考虑亚急性肉芽肿性甲状腺炎,请结合临床。

(4)见大量稀薄甲状腺胶质或浓稠甲状腺胶质,提示胶质囊肿,请结合临床。

【临床意义】

根据穿刺涂片,结合临床资料,明确甲状腺的病变性质,如良性反应性或恶性,并根据特点尽可能明确具体类型或提供进一步诊治建议。

【注意事项】

1. 标本合格判断　涂片包含至少 6 团可检测的滤泡细胞;每团至少包括 10 个细胞;如果标本不能满足以上条件,则被认为是"无诊断性"或"不满意标本"。以滤泡细胞的数量来判断标本的合格性,巨噬细胞、淋巴细胞或其他非恶性细胞均不作为判断标准。若只有一团足够诊断甲状腺乳头状癌的滤泡细胞,尽管细胞量不足,仍应判读为满意标本。

2. 防止假阴性诊断　足够的标本量可以防止假阴性诊断。

3. 非典型细胞　发现涂片中有不同于正常或反应性改变、不能诊断或怀疑为"肿瘤"的非典型细胞时,应提出细胞学建议,如建议重复细针穿刺或者进行分子检测等。

4.结果报告　结果报告单信息齐全,包括取材时间、报告时间、取材部位、标本来源、送检医师等。

•思考题•

1.如何区分滤泡细胞、嗜酸细胞、C 细胞?
2.甲状腺炎的细胞涂片特点有哪些?

（李国平　宋蔷）

实验二十九　甲状腺恶性病变细针吸取脱落细胞形态学检查

【实验目的】

掌握甲状腺细针吸取标本中常见乳头状癌、髓样癌的细胞涂片特征。

【实验原理】

甲状腺细针吸取物标本涂片经固定、染色后,在显微镜下观察恶性肿瘤细胞学形态。

【实验标本】

甲状腺常见恶性肿瘤细胞染色涂片。

【实验操作】

同实验二十六。

【恶性肿瘤细胞形态学特征】

（一）乳头状癌

1.涂片特征　细胞量多较大,常见较多长短不等的乳头状排列结构,偶可见钙化小体（砂粒体）。

2.肿瘤细胞形态

（1）经典型:大量甲状腺滤泡上皮细胞呈乳头状、巢状排列,细胞核增大,拥挤重叠,染色质苍白,核膜不规则,见核沟及核内假包涵体,见多核巨细胞。

（2）滤泡型:通常可见大量细胞,完全或几乎完全由小到中等大小的滤泡组成,呈合胞体样或不规则排列,亦可见单个散在的小滤泡细胞;肿瘤滤泡内可见胶质,通常稠厚深染;细胞核具有乳头状癌的核特征,但没有典型乳头状癌细胞明显;乳头状结构、多核巨细胞、砂粒体和囊性变通常不太明显。

（3）囊性型:以囊性变为主,含稀薄、水样液体,可见大量组织细胞和嗜含铁血黄素巨噬细胞;瘤细胞胞质含大量囊泡,细胞通常排列成边界不规则的小细胞团,呈片状、乳头状或滤泡样;有典型乳头状癌的细胞核特征。

（4）嗜酸细胞型:主要由嗜酸细胞组成,排列成乳头状、片状或为散在的单个细胞;有典型乳头状癌的细胞核特征;无或有极少量淋巴细胞。

（5）高细胞型和柱状细胞型:癌细胞细长,有明显的细胞边界,高度与宽度的比例至少为 2∶1,此类细胞至少要占所有肿瘤细胞的 50%；癌细胞主要呈乳头状排列，亦可呈片状或管状结构；高细胞型由单层癌细胞构成乳头结构，如出现多层滤泡肿瘤细胞则为柱状细胞型；可见一定数量的淋巴细胞；具备明显乳头状癌细胞核的特征。

（6）透明小梁型：细胞呈小梁状生长，显著的小梁间透明样变；肿瘤细胞放射状排列在淀粉样透明基质周围；可见大量核内假包涵体和核沟；可见砂粒体和核旁黄色小体。

（二）甲状腺髓样癌

1. 涂片特征　细胞弥散分布，形态多样（圆形、多边形、梭形以及浆细胞样）。细胞量中等至丰富，大量散在细胞与合胞状细胞群混杂共存。

2. 肿瘤细胞形态　细胞呈浆细胞样、多边形、圆形和 / 或纺锤形。亦可见长的细胞突起，肿瘤细胞通常只显示轻度至中度异型性。偶尔可见奇异巨细胞（在巨细胞亚型中较为常见）。细胞核为圆形，多偏位，染色质呈细或粗颗粒状；偶见核内假包涵体。常见双核或多核；核仁一般不明显，但有时可突出。常可见淀粉样蛋白，为质地致密的无定形物质，类似于稠厚的胶质。

【结果报告】

1. Bethesda 甲状腺细针穿刺报告系统　见表 8-1，直接报告。

2. 描述性诊断报告法

（1）不能作出肯定的疾病分类学诊断：细胞变化不够典型，病变的细胞数量太少或无特异性，不能作出明确诊断，细胞学常用"考虑为""可能为""倾向于""不除外"等来表示诊断意见或倾向。其结果的可信程度与直接报告法略有差异，必要时可重复检查。这种诊断形式虽然是不可避免的，但应尽量减少。

（2）不能归结为明确的疾病或病理过程，只能对涂片病变的特征进行描述：如"见少量甲状腺滤泡上皮细胞呈片状、巢状排列，少量细胞拥挤，偶见核内包涵体，考虑意义不明确的细胞非典型病变"，这意味着病变可能是炎症、良性病变或肿瘤，而包涵体出现有一定的病理意义，可提示临床做进一步检查。

【临床意义】

根据穿刺涂片，结合临床资料，可以明确甲状腺恶性病变，并根据其细胞学特点尽可能提供具体类型或提供进一步诊治建议。

· 思考题 ·

1. 常见的甲状腺恶性肿瘤有哪些？
2. 甲状腺乳头状癌的常见类型及细胞学特点有哪些？

（李国平　宋蕾）

实验三十　乳腺良性病变细针吸取脱落细胞形态学检查

随着乳腺癌新辅助治疗的进展，乳腺粗针穿刺活检并行免疫组化染色成为乳腺癌术前诊断、治疗方法选择的主要手段，但对于性质不明或微小的肿块，细针穿刺具有微创、易操作、费用低、报告迅速、定性准确、并发症和癌细胞种植概率低的优势。

【实验目的】

掌握乳腺正常导管上皮及肌上皮细胞学形态特征。

【实验原理】

乳腺细针穿刺标本制备好的涂片经固定、染色后，在显微镜下即可识别其组织碎片及细胞形态特点。

【实验标本】

乳腺良性病变细针穿刺脱落细胞染色涂片。

【实验操作】

同实验二十六。

【涂片及细胞形态特征】

1. 涂片特征 乳腺小叶为构成乳腺的基本单位，包括腺泡、小叶内导管及小叶内间质，良性病变时涂片通常见数量不等的良性导管（包括腺泡）上皮细胞及肌上皮细胞，导管上皮细胞分化良好，呈团片状，有时可见小叶结构，并常可见顶泌汗腺化生细胞、组织细胞、间质细胞及炎细胞等。

2. 良性病变常见细胞形态

（1）导管（包括腺泡）上皮细胞：非肿瘤性病变时细胞量少，良性肿瘤时细胞量中等或丰富；表现为黏附性好的细胞团片，较大导管常呈蜂巢状单层平铺，小导管或腺泡常呈立体细胞团，表现为腺泡状、枝杈状，或乳头状、鹿角状、珊瑚状、手指状等，团片边缘光滑整齐，周围一般无离散的导管上皮细胞；细胞大小一致，体积较小，形状规则，胞质较窄，细胞核直径为 $10 \sim 12\mu m$（成熟淋巴细胞的 2 倍），通常 $< 15\mu m$（成熟淋巴细胞的 3 倍），核为圆形或卵圆形，染色质匀细，核仁小而不明显，核膜薄而光滑，偶见核分裂象；小叶结构与组织切片形态类似，为紧密的立体细胞团，内衬单层立方细胞或低柱状细胞，中间层为肌上皮细胞，周围包被基底膜。

（2）肌上皮细胞：多量肌上皮细胞常提示良性病变；肌上皮细胞散在分布于导管上皮细胞团片内及周边或散在于背景中；细胞大小一致，形态规则，常为卵圆形、单极或双极尖细的短梭形，无明显胞质，常见双极裸核，核小，染色质匀细，无核仁。

（3）特异性间质细胞：疏松淡红染的纤维结缔组织背景中可见长梭形成纤维细胞。

（4）顶泌汗腺化生细胞：常见于乳腺增生症或导管内乳头状瘤；细胞常呈单层铺砖样大团片或不规则小团片，胞界清晰，偶可融合；细胞体积增大，为圆形，胞质丰富红染，可见嗜伊红颗粒，有时胞质可透明，核居中，核大小相对一致，可稍增大或明显增大，核膜规则，染色质温和，可见小核仁。

（5）脂肪细胞：体积大，胞质丰富透明，胞膜清楚，核小，为圆形或卵圆形，多偏位，细胞可成团或散在。

（6）其他：如中性粒细胞、淋巴细胞、浆细胞、组织细胞、多核巨细胞、类上皮细胞、鳞状细胞等，有时可见钙化物及黏液样物。

【乳腺良性疾病细胞学特点】

1. 导管扩张症 又称浆细胞性乳腺炎，可见良性导管上皮细胞及间质，有较多组织细胞及细胞碎屑，背景见多量浆细胞、淋巴细胞及中性粒细胞，偶见多核巨细胞。

2. 乳腺增生症 乳腺增生性病变，同义词较多，如导管上皮增生、纤维囊性腺病、乳腺腺病、乳腺结构不良等;可形成乳腺囊肿;针感为橡皮感,吸出物量少,为清亮液体或油脂状;细胞量少至中等;良性导管上皮细胞呈单层蜂窝状排列或小团状排列,核为圆形、卵圆形、染色质匀细,胞质较少;有数量不等的肌上皮细胞,常见顶泌汗腺化生细胞、泡沫细胞及脂肪细胞,偶见纤维间质;当导管上皮非典型性增生时,细胞可有异型性,但不足以诊断为癌,勿过度诊断。

3. 黏液囊肿 黏液背景中无上皮细胞或有少量形态温和、片状排列的良性上皮细胞,可见巨噬细胞;须与黏液癌鉴别。

4. 纤维腺瘤 细胞较增生性病变丰富,具有良性导管上皮细胞成分,排列有序,呈大片状排列或呈鹿角状结构,其间夹杂双极裸核肌上皮细胞,背景可见散在的双极裸核肌上皮细胞,成对出现的肌上皮"哨兵"细胞具有提示意义;可伴有间质成分,有时可见黏液软骨样基质;无真性乳头结构,少见顶泌汗腺化生细胞及组织细胞。

5. 导管内乳头状瘤 常有乳头溢液;细胞丰富,由单层片状向拥挤重叠过渡;导管上皮细胞多为良性特征,可有轻到中度异型,伴有非典型性增生时偶可有明显异型性;可见多少不等的肌上皮细胞位于细胞团周围或散在于背景中,一般少于纤维腺瘤;常见泡沫样细胞和顶泌汗腺化生细胞。

6. 男性乳腺发育 患者为男性,肿块位于乳晕下;导管上皮细胞增生,可正常排列或略拥挤重叠,可出现轻度异型性,核增大,染色质轻度增多;肌上皮细胞位于细胞团周围或散在于背景中,可有纤维间质。

7. 脂肪坏死 穿刺物呈乳白色或棕黄色油脂样,涂片见脂肪细胞退变,失去细胞核,结构不清,并可见无定形物、中性粒细胞、淋巴细胞、浆细胞,巨噬细胞吞噬脂质而形成大小空泡,反应性的细胞核大而核仁明显,易误诊为癌。

【结果报告】

1. 描述性诊断 目前国内大多数医院仍采用描述性诊断方式。首先应明确所检肿块的部位,当相近部位有多结节时,可用肿块性状或大小进行区分,如"左/右乳××象限×点处×cm质硬/质韧肿块/囊肿"。报告内容应包括简要的细胞学描述,指出支持某疾病的诊断要点,并以此得出结论,给出尽可能具体的病变诊断;当不能明确给出诊断时,可参考乳腺细针穿刺活检报告系统给出分类。

2. 乳腺细针穿刺活检诊断分类 国内尚无明确指南推荐应用的乳腺细针穿刺活检诊断系统,医生通常采取五级分类,包括判读不满意/细胞数量不足,良性,非典型性,可疑恶性,恶性五大类。

3. 报告范例

(1)判读不满意/细胞数量不足时,建议给出涂片不满意的原因,如"涂片仅见极少许退变的上皮细胞,所获得的细胞成分无法代表整体病变",建议结合临床重复细针穿刺活检或切开活检。

(2)良性病变的常见报告范例

1)可见中等量导管上皮细胞及肌上皮细胞,未见异型细胞或恶性细胞,考虑为纤维腺瘤。

2)可见少量良性导管上皮细胞,未见异型细胞或恶性细胞,考虑为乳腺增生性病变。

【临床意义】

根据穿刺涂片,结合临床资料,明确乳腺的病变性质,如良性或恶性,并根据特点尽可能明确具体类型或提供进一步诊治建议;对单纯性的囊肿可以起到引流治疗的效果。

【注意事项】

1. 合格涂片判断 涂片满意的判断尚无统一标准,一般为至少6团形态清晰、保存良好的导管上皮细胞,稍高的要求则为 7 个显示良好的细胞团,每团至少 20 个细胞;须注意如因空气干燥、人工操作变形,血液、炎细胞遮挡或涂片过厚等原因导致细胞显示不清,同样认为判读不满意。

2. 导管上皮细胞细胞量 一般的乳腺病变所要求的细胞量均指导管上皮细胞,而非中性粒细胞、淋巴细胞、间质细胞等。

3. 临床提示的特殊病变 一些临床提示的特殊病变可以不需要上皮成分也判读为满意,如脓肿、囊肿引流后无残余肿块、脂肪瘤或脂肪结节、脂肪坏死、乳腺内淋巴结等。

4. 出现提示恶性或非典型性的细胞 若涂片中出现提示恶性或非典型性的细胞(不限于乳腺癌,也可为淋巴瘤、肉瘤等),即使细胞量不满足最低要求也应视为满意标本发出报告。

5. 细胞丰富程度的评估 ①少量:一般认为仅满足标本满意的最低要求。②中等量:易见导管上皮细胞。③丰富:每个低倍视野均可见导管上皮细胞。

6. 假阴性结果 恶性肿瘤由于纤维化或硬化,可以造成穿刺细胞量少,得到假阴性结果,当细胞学结果与临床影像学结果或肿块信息明显不符时,应及时重复穿刺。

●思考题●

1. 良性导管上皮细胞形态特点有哪些?

2. 肌上皮细胞的形态特点及提示意义有哪些?

（董欣洁 代洪）

实验三十一 乳腺恶性病变细针吸取脱落细胞形态学检查

【实验目的】

掌握乳腺常见恶性肿瘤细胞形态学特点。

【实验原理】

乳腺细针穿刺制备好的涂片经固定、染色后,在显微镜下观察恶性肿瘤细胞学形态。

【实验标本】

乳腺的恶性病变细针穿刺脱落细胞染色涂片。

【实验操作】

同实验二十六。

【恶性肿瘤细胞形态学特征】

（一）浸润性导管癌（也称非特殊型）

1. 涂片特征 细胞丰富,肿瘤细胞体积增大;有明显结构和细胞的异型性;背景可见多少不等的坏死物;基本无肌上皮细胞。

2. 肿瘤细胞形态 多拥挤重叠,呈三维团块,排列紊乱,周边多有尖角凸起,周围可见失黏附的异型细胞;癌细胞增大,具有明显异型性,核质比高,核偏位,偶可见胞质内黏液空泡,核增大,核形不规则,染色质浓染、呈粗颗粒状,常有明显核仁、病理性核分裂象。

（二）浸润性小叶癌

1. 涂片特征 细胞丰富,癌细胞体积增大不明显,小而一致;核异型性也较小;背景常缺乏肌上皮细胞,无坏死。

2. 肿瘤细胞形态 癌细胞呈单个散在、松散小团片状或特征性的列兵样、条索样排列,周边可见尖角凸起;癌细胞体积小而一致,核呈圆形或卵圆形,较导管癌细胞核小,核轻度深染,可见小核仁,核分裂象少见;核偏位,胞质不丰富,可见胞质内空泡或小印戒样细胞。

（三）黏液癌

1. 涂片特征 穿刺物富含黏液,可呈胶样,涂片见大片黏液中漂浮偏小的癌细胞团;背景无肌上皮细胞,可有或无坏死。

2. 肿瘤细胞形态 松散排列,癌细胞中等大小,相对一致,胞质丰富,可见胞质空泡,核偏位,染色质轻度深染,可见小核仁,偶见核分裂象。

（四）髓样癌

1. 涂片特征 穿刺物丰富,癌细胞体积大,异型性明显。

2. 肿瘤细胞形态 癌细胞呈合体状、疏松团状或单个散在,胞质丰富红染,胞界不清;细胞核大小不一,异型性明显,染色质呈粗颗粒状,核仁明显,可见病理性核分裂象。

【结果报告】

1. 报告模式 乳腺的恶性肿瘤一般具有明显的特征性表现,因此在诊断时尽可能给出具体类型。一些乳腺肿瘤为从良性到恶性成谱系的变化,比如普通型导管上皮增生、非典型导管上皮增生及导管原位癌,良性叶状肿瘤、交界性恶性肿瘤及恶性叶状肿瘤,导管内乳头状瘤及乳头状癌,乳腺原位癌及浸润癌,其组织学诊断亦建立在充分取材的基础上,细胞学无法做出准确诊断时,可依据异型细胞量和程度报告非典型性或可疑恶性病变。

2. 恶性病变报告范例

（1）见大量异型导管上皮细胞,考虑为浸润性导管癌。

（2）见单个及条索样排列的小异型细胞,考虑为浸润性小叶癌。

（3）见黏液中漂浮部分松散的异型细胞,考虑为黏液癌。

3. 性质不明确的可疑恶性病变报告范例

（1）见多量异型导管上皮细胞,细胞黏聚性尚可,可见少量肌上皮细胞,不除外导管原位癌。

（2）乳头状病变,可疑恶性。

（3）见较多异型导管上皮细胞及间质细胞,考虑为叶状肿瘤,可疑恶性。

【临床意义】

根据穿刺涂片,结合临床资料,并根据恶性病变的细胞学特点,尽可能提供具体类型或提供进一步诊治建议。

【注意事项】

1. 非典型细胞 一些良性病变可伴随部分细胞的非典型性,如纤维腺瘤、导管内乳头状瘤、导管上皮不典型增生、顶泌汗腺化生细胞等,在细胞非典型性超出良性范畴时可依据细胞异型程度提示非典型性或可疑恶性,但不能仅依据细胞异型性做出恶性诊断,应充分考虑到细胞量、排列方式、黏聚性及特异性特征等因素做出综合判断。

2. 防止漏诊 小叶癌、黏液癌由于细胞小而形态相对温和,易漏诊,应注意其关键的诊断线索。

• 思考题 •

1. 乳腺癌最常见类型的细胞学形态特点有哪些?

2. 小叶癌的细胞学形态特点有哪些?

（董欣洁　代洪）

附 21 某医院病理科细针吸取细胞病理检查报告单

细胞病理检查报告单

标本号：×××

姓名：×××	性别：女	年龄：42 岁	床号：/	临床诊断：体表肿物待查
科别：普外科门诊	住院号：/	申请医生：×××		检查部位：左颈
制片方法：推片法		染色方法：瑞 - 吉染色		

标本信息：
左颈肿物

镜检所见：

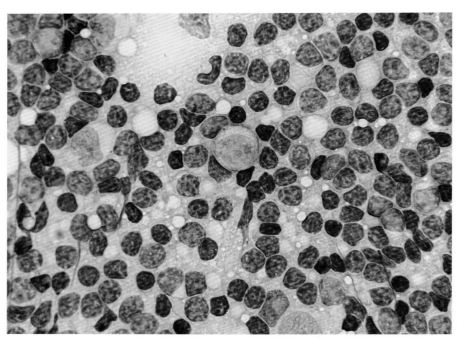

图 8-1 淋巴结针吸细胞（瑞 - 吉染色，×1 000）

1. 形态描述 见大量成熟及转化的淋巴细胞。

2. 提示和建议 考虑为淋巴结反应性增生。

检查日期：2023-11-02　　　　　　报告医生：×××

报告日期：2023-11-02　　　　　　审核医生：×××

附22 某医院病理科细针吸取细胞病理检查报告单

细胞病理检查报告单

标本号：×××

姓名：×××	性别：女	年龄：59 岁	床号：12	临床诊断：肺占位
科别：呼吸科	住院号：××××	申请医生：×××	检查部位：锁骨上肿物	
制片方法：推片法		染色方法：瑞-吉染色		

镜检所见：

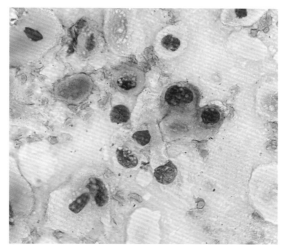

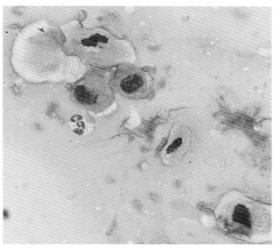

图 8-2 淋巴结针吸细胞（瑞-吉染色，×1 000）

标本来源：左锁骨上肿物。

细胞学诊断及意见：见鳞癌细胞。

检查日期：2023-11-17   报告医生：×××

报告日期：2023-11-17   审核医生：×××

附 23　某医院病理科细针吸取细胞病理检查报告单

<table>
<tr><td colspan="2" align="center">细胞病理检查报告单</td></tr>
<tr><td colspan="2" align="right">标本号：×××</td></tr>
<tr><td colspan="2">
姓名：×××　　　性别：女　　年龄：33 岁　　　　床号：/　　　　　临床诊断：乳腺肿物待查
科别：乳腺外科门诊　　住院号：/　　申请医生：×××　　检查部位：右乳
制片方法：推片法　　　　　　染色方法：HE 染色
</td></tr>
<tr><td colspan="2">标本信息：左乳内上象限肿块，大小约 3cm×2cm，质韧，表面皮肤未见明显异常。进针有橡皮感。</td></tr>
<tr><td colspan="2">肉眼所见：少许半透明稀水样物，略有颗粒感。</td></tr>
</table>

镜检所见：

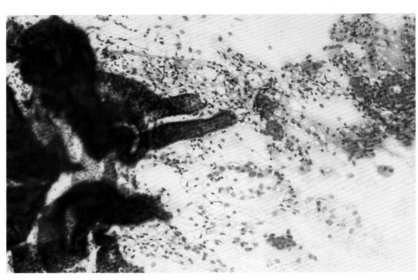

图 8-3　乳腺针吸细胞（HE 染色，×100）

1. **形态描述**　见增生的导管上皮细胞、双极裸核肌上皮细胞及间质细胞，未见恶性细胞或异型细胞。
2. **提示和建议**　考虑为纤维腺瘤，请结合临床。

检查日期：2023-10-02　　　　　　报告医生：×××
报告日期：2023-10-03　　　　　　审核医生：×××

附 24　某医院病理科细针吸取细胞病理检查报告单

细胞病理检查报告单

标本号：×××

姓名：×××	性别：女	年龄：56 岁	床号：/	临床诊断：乳腺肿物待查
科别：乳腺外科门诊	住院号：/	申请医生：×××	检查部位：左乳	
制片方法：推片法		染色方法：瑞 - 吉染色		

标本信息：左乳外上象限肿块，大小约 3cm×3cm，质硬，界不清，表面皮肤未见明显异常。进针穿沙感明显。

肉眼所见：灰白黏稠物，推片颗粒感明显。

镜检所见：

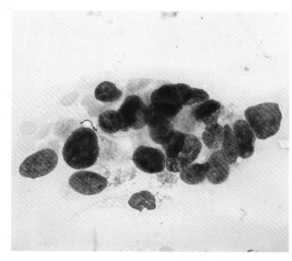 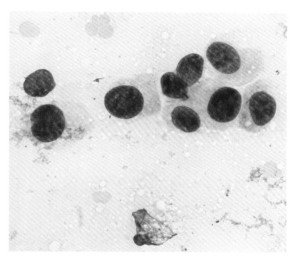

图 8-4　乳腺针吸细胞（瑞 - 吉染色，×1 000）

1.**形态描述**　见大量异型细胞，成团排列为主，部分细胞黏附性差，细胞明显增大，核增大，深染，染色质呈粗颗粒状。

2.**提示和建议**　考虑为乳腺浸润性导管癌，请结合临床。

检查日期：2023-11-07　　　　　　报告医生：×××
报告日期：2023-11-08　　　　　　审核医生：×××

附 25 某医院病理科细针吸取细胞病理检查报告单

细胞病理检查报告单

标本号：×××

姓名：×××　　　性别：女　　　年龄：63 岁　　　床号：/　　　临床诊断：乳腺肿物待查
科别：乳腺外科门诊　住院号：/　申请医生：×××　　检查部位：左乳
制片方法：推片法　　　　　　染色方法：瑞 - 吉染色

标本信息：左乳外上象限肿块，大小约 2cm×1cm，质硬，界不清，表面皮肤未见明显异常。
进针略有穿沙感。

肉眼所见：灰白略黏稠物。

镜检所见：

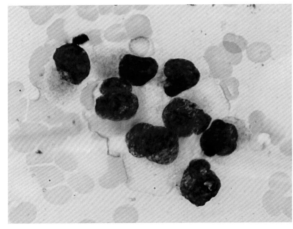 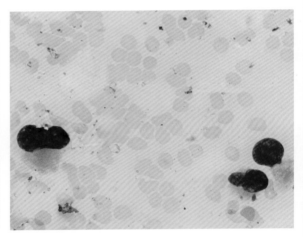

图 8-5　乳腺针吸细胞（瑞 - 吉染色，×1 000）

1. **形态描述**　见异型细胞，松散黏附或单个散在，细胞轻度增大，核增大、深染，核偏位。
2. **提示和建议**　考虑为乳腺浸润性小叶癌，请结合临床。

检查日期：2023-09-05　　　　　报告医生：×××
报告日期：2023-09-06　　　　　审核医生：×××

第九章

临床脱落细胞学检验新技术

现代检验技术进步日新月异,流式细胞术综合运用电子、激光、计算机以及流体力学等方法,可在极短时间内高速分析上万个细胞,同时从一个细胞中测得多个参数。与传统的显微镜检查相比,具有速度快、精度高、准确性好等优点,成为当代最先进的细胞定量分析技术之一。利用流式细胞术可以检测肿瘤细胞增殖周期及 DNA 倍体,为肿瘤的预防、临床诊断及疗效评估提供重要的参考指标。

实验三十二　流式细胞周期和肿瘤细胞 DNA 倍体分析

【实验目的】

掌握用流式细胞术进行肿瘤细胞周期及肿瘤细胞 DNA 倍体检测的方法。

【实验原理】

细胞周期是指能持续分裂的真核细胞从一次有丝分裂结束后生长,到下一次有丝分裂结束的循环过程。在一个细胞周期中,发生了一系列复杂的变化,其中包括 DNA 含量增加了一倍。根据细胞周期中 DNA 的变化,可将其分为四个阶段,即 DNA 合成前期(G1 期)、DNA 合成期(S 期)、DNA 合成后期(G2 期)和有丝分裂期(M 期)。细胞在 G1 期开始合成 RNA 和蛋白,但 DNA 的含量仍保持二倍体的水平。进入 S 期后,DNA 合成开始,此时细胞内 DNA 的含量介于二倍体和四倍体之间。G2 期细胞完成 DNA 复制,DNA 含量达到正常细胞的两倍。M 期为有丝分裂期,此刻 DNA 的含量是四倍体的水平,细胞完成分裂后 DNA 被平均分配到两个子细胞中。此后细胞将处于静止状态,直到下一次 G1 期的到来,这段时期我们称为 G0 期,其 DNA 含量与 G1 期相同。因此根据 DNA 含量变化,整个细胞周期可以分为 G0/G1 期、S 期和 G2/M 期。利用特殊的荧光染料如碘化丙啶(propidium iodide, PI)对 DNA 进行特异性染色,由于细胞的荧光强度与 DNA 的含量成正比,在 DNA 直方图中,会呈现三个不同的峰,即 G0/G1 期、S 期和 G2/M 期峰(图 9-1)。G0/G1 期和 G2/M 期细胞峰呈正态分布,S 期细胞峰则是一个加宽的正态分布,利用专门的分析软件可以计算出细胞周期各时相细胞的比例,反映细胞的增殖状态。还可以通过 DNA 倍体分析,判断肿瘤细胞的异质性,给临床的诊断和疗效判断提供重要的佐证。

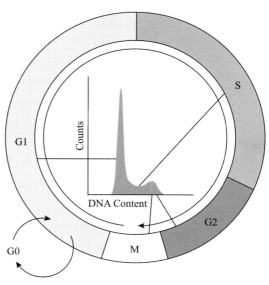

图 9-1　细胞周期及 DNA 含量直方图

【实验器材】

1. 仪器 流式细胞仪、离心机、水浴箱、冰箱。

2. 其他 离心管、移液器、试管、100目尼龙滤网、300目尼龙滤网、研磨器。

【实验试剂】

1. 流式细胞仪配套的试剂 包括稀释液、清洗液等。

2. 细胞周期检测试剂盒

（1）试剂A：含有胰蛋白酶、四氢氯化精胺去污剂，可用于分离实体组织片段，消化细胞膜及细胞骨架。

（2）试剂B：含有胰蛋白酶抑制剂、RNA酶、柠檬酸盐缓冲液、四氢氯化精胺。用于抑制胰蛋白酶并消化RNA。

（3）试剂C：含有PI染液、四氢氯化精胺、柠檬酸盐缓冲液。

（4）磷酸盐缓冲液（phosphate buffer solution，PBS）。

3. 其他 70%乙醇、生理盐水。

【实验标本】

实体瘤标本或穿刺标本，胃镜、食管镜及支气管镜刷检细胞标本，外周血、肿瘤冲洗液、胸腔积液、腹水、尿液等标本。

【实验操作】

（一）样本制备

流式细胞术的检测对象是单细胞悬液，因此需要把各类样本制备成单细胞悬液，并通过准确计数将细胞浓度调整为 1×10^6 个/ml。

1. 外周血和骨髓

（1）外周血单个核细胞的制备

1）取外周血2ml，肝素抗凝，用生理盐水将血稀释成4ml，混匀。

2）加入4ml人外周血淋巴细胞分离液（Ficoll）到离心管中。

3）将稀释后的血液沿离心管壁徐徐加入Ficoll液的液面上，勿用力过大，以免造成血液与分离液混合，保持清晰的分层状态。

4）以2000r/min离心30min，离心后可见离心管内的液体分为三层，上层为血浆层，中层为含有外周血单个核细胞的Ficoll液，底层为红细胞层。

5）用吸管吸取中层Ficoll液中的外周血单个核细胞，收集到另一离心管中，用生理盐水洗2遍，每次均以1500r/min离心10min，弃上清液后即得到高纯度的外周血单个核细胞悬液。加70%乙醇固定细胞或4℃保存，备用。

（2）骨髓细胞单细胞悬液的制备

1）将0.5ml骨髓标本滴入含1000U/ml肝素抗凝剂的1ml PBS液中，再加入PBS液稀释至10ml。

2）加入5ml Ficoll液到离心管中。

3）用吸管吸取5ml稀释骨髓液沿离心管壁徐徐加入Ficoll液的液面上。

4）以2000r/min离心30min，离心后可见离心管内的液体分为三层，上层为PBS液层，中层为Ficoll液层，底层为红细胞层，可见骨髓有核细胞分层在PBS和Ficoll液之间形成的界面上。

5）用吸管吸取骨髓有核细胞层,加入 10ml PBS 液中,混匀。

6）以 1000r/min 离心 5min,弃去上清液,收集骨髓细胞,加 70% 乙醇固定细胞或 4℃保存,备用。

2. 脱落细胞单细胞悬液的制备　胃镜、食管镜及支气管镜刷检细胞标本、胸腔积液细胞、腹水细胞、尿液细胞等脱落细胞标本经过简单处理,便可成为较好的单细胞悬液,供流式细胞术分析。

（1）内镜刷检细胞的单细胞悬液的制备

1）将内镜细胞刷上的细胞洗脱到 20ml PBS 液中,以 1500r/min 离心 5min,弃去上清液。

2）再加入 PBS 液 20ml,以 500 ～ 800r/min 离心 2min,弃去上清液,重复再洗 1 次。

3）再加入 PBS 液 5ml 混匀,用 300 目尼龙滤网过滤,以 1000r/min 离心 5min,弃去上清液。

4）加少许 PBS 液混匀沉淀细胞,加 70% 乙醇固定细胞或 4℃保存,备用。

（2）尿液脱落细胞的单细胞悬液的制备

1）用清洁器皿收集 24h 尿液,置于 4℃冰箱中自然沉淀 2h,弃去上清液,留下少许带细胞的沉淀物。

2）用吸管吸取 10ml 沉淀物移至 20ml 离心管中。以 500 ～ 800r/min 离心 10min,弃去上清液。

3）加 PBS 液 10ml,以 1000r/min 离心 10min,弃去上清液,重复再洗 1 次。

4）同内镜刷检细胞的单细胞悬液的制备 3）和 4）步骤。

（3）胸腔积液、腹水脱落细胞单细胞悬液的制备

1）抽取胸腔积液、腹水 50 ～ 100ml,加入 1000U/ml 肝素抗凝剂 1ml,放入清洁容器中置于 4℃冰箱中静置 6 ～ 12h,弃去上清液,留下少许带细胞的沉淀物。

2）用吸管吸取 10ml 沉淀物移至 20ml 离心管中,以 500 ～ 800r/min 离心 10min,弃去上清液。

3）加 PBS 液 10ml,以 1000r/min 离心 10min,弃去上清液,重复再洗 1 次。

4）同内镜刷检细胞的单细胞悬液的制备 3）和 4）步骤。

（4）冲洗液细胞样本单细胞悬液的制备

1）收集各类冲洗液样本 300 ～ 500ml,加入 1000U/ml 肝素抗凝剂 3 ～ 5ml,放入清洁容器中置于 4℃冰箱中静置 6 ～ 12h,弃去上清液,留下少许带细胞的沉淀物。

2）用吸管吸取沉淀物 20 ～ 40ml,以 500 ～ 800r/min 离心 10min,弃去上清液。

3）加 PBS 液 10ml,以 1000r/min 离心 10min,弃去上清液,重复再洗 1 次。

4）同内镜刷检细胞的单细胞悬液的制备 3）和 4）步骤。

3. 新鲜实体组织样本单细胞悬液的制备　根据不同实体组织成分的特点可选择不同的分散细胞的方法,以期达到单细胞产量高、细胞损伤小、最大限度地保持细胞原有特性的目的。常用的方法有机械法和酶消化法。

（1）机械法:机械法是使用剪刀、滤网或组织研磨器等工具分离实体组织,该方法操作简单、快速,但对组织损伤较大,适用于一些质地软且较为松散的软组织。

1）剪碎法:①将组织块放入平皿中,加入少量生理盐水。②用剪刀将组织剪至匀浆状,再加入 10ml 生理盐水。③用吸管吸取组织匀浆,用 100 目尼龙网过滤到试管中。④以 1000r/min 离心 5min,弃去上清液,再用生理盐水重复洗 3 遍。最后以 500 ～ 800r/min 离心 2min,弃去上清液。⑤用 300 目尼龙网滤去细胞团块,加 70% 乙醇固定细胞或 4℃保存,备用。

2）网搓法:①将 100 目、300 目尼龙网扎在小烧杯上。②把剪碎的组织放在网上,以眼科镊子轻轻搓组织块,边搓边加生理盐水冲洗,直到将组织搓完。③收集细胞悬液,以 1000r/min 离心 5min,弃去上清液,再用生理盐水重复洗 3 遍。最后以 500 ～ 800r/min 离心 2min,弃去上清液。④加 70% 乙醇固定细胞或 4℃保存,备用。

3）研磨法:①先将组织剪成 1 ～ 2mm 大小组织块。②放入组织研磨器中加入 1 ～ 2ml 生理盐水。③转动研磨器研棒,研磨至匀浆状。④加入 10ml 生理盐水,冲洗研磨器。⑤用 300 目尼龙

网过滤细胞悬液,然后以 1 000r/min 离心 5min,弃去上清液,再用生理盐水重复洗 3 遍。最后以 500 ～ 800r/min 离心 2min,弃去上清液。⑥加 70% 乙醇固定细胞或 4℃保存,备用。

(2)酶消化法:其作用原理主要有三个方面:①破坏组织间的胶原纤维、弹性纤维等;②水解组织细胞间紧密连接结构的蛋白质物质;③水解组织间黏多糖等物质。由于不同酶对细胞内和细胞间不同组分有特异消化作用,所以应根据所用组织类型确定使用酶的种类。

1)将组织剪成 1 ～ 2mm 的小块,置于离心管中。

2)将选好的酶溶液 1 ～ 2ml 加入离心管中。

3)一般消化 20 ～ 30min(恒温 37℃或室温),消化期间要间断振荡或吹打。

4)消化完毕后,将细胞悬液通过 300 目尼龙网滤过,以除掉未充分消化的组织。

5)已过滤的细胞悬液以 800 ～ 1 000r/min 离心 10min,弃去上清液。

6)加 PBS 液,轻轻吹打混匀,形成细胞悬液,加 70% 乙醇固定细胞或 4℃保存,备用。

(二)对制备好的样本进行荧光染色

1. 将以上制备好的单细胞悬液样本准确计数并将细胞浓度调整为 1×10^6 个 /ml。

2. 在试管中加入 1ml 单细胞悬液样本。

3. 在试管中加入细胞周期检测试剂盒中 A 液 250μl,轻轻混匀,不要振荡,室温静置 10min。

4. 在试管中加入细胞周期检测试剂盒中 B 液 200μl,轻轻混匀,不要振荡,室温静置 10min。

5. 在试管中加入细胞周期检测试剂盒中 C 液 200μl,轻轻混匀,不要振荡,低温(2 ～ 8℃)避光静置 10min。

6. 用 300 目尼龙网过滤细胞。

7. 低温(2 ～ 8℃)避光放置,待上机检测。建议在加入 C 液后 3h 内上机,上机前轻轻混匀细胞悬液。

(三)流式细胞仪检测

1. 流式细胞仪开机程序　严格按照仪器标准操作程序(SOP)执行。

2. 上机检测　将染色处理好的检测样本转移到 5ml 的样本管后,上流式细胞仪进行细胞周期 DNA 含量分析。PI 氩离子激发荧光,激波光波波长为 488nm,发射光波波长大于 630nm,产生红色荧光,分析 PI 荧光强度的直方图,也可分析前散射光及对侧散射光的散点图。

3. 流式细胞仪关机程序　严格按照仪器标准操作程序(SOP)执行。

(四)结果分析

用流式细胞仪检测细胞周期得到的数据文件,采用软件对 DNA 细胞周期拟合分析,软件通过对 DNA 含量直方图进行曲线拟合,能快速计算出各种倍体细胞的含量、细胞周期各时相及亚二倍体细胞所占的比例、DNA 指数、G0/G1 期峰的变异系数等参数,并得到流式细胞周期结果图(图 9-2)。

纵坐标 Cell Number 为计数的有效细胞数,横坐标 DNA Conten 为 DNA 含量。

1. 流式细胞周期结果中的重要参数

(1)DNA 指数(DNA index, DI):DI 指的是肿瘤样本 G0/G1 峰的平均道数与人正常二倍体 G0/G1 峰的平均道数之间的比值。DI 为 1 意味着二倍体。DI 的正常范围为 0.9 ～ 1.1,DI 为 0.85 ～ 1.15 为近二倍体,DI 为 1.9 ～ 2.1 为四倍体,DI > 2.1 为多倍体,其余 DI 值均为非整倍体。一般把非二倍体统称为异倍体。

(2)变异系数(coefficient of variation, CV):DNA 含量的流式分析中分辨率尤其关键,因为不同细胞群体 DNA 含量的细微差别可能有生物学上的重要意义。检测分辨率或精度由 G0/G1 峰的 CV 来反映。CV=(标准差 / 平均值)×100。影响 CV 的因素主要包括两方面:①仪器因素(如液流、光路、机器调试等);②样本制备及染色过程中对标本的人为影响。所谓优化 DNA 分析条件就是指最大程度地减少这两大因素带来的变异。DNA 直方图中峰的 CV 越低,质量越好,从图中可能获得的

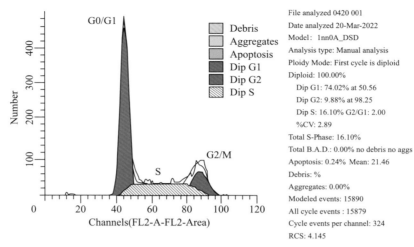

图 9-2　流式细胞周期结果图

信息越多。新鲜标本的 CV 常比石蜡包埋的标本低。新鲜标本的 CV 常 ≤ 3%，而石蜡包埋的标本 CV 则取决于组织病理实验室的具体操作方法，通常可 ≤ 5%。当 G1 峰的 CV ≥ 8% 时，不再适合估计 S 期比例。

（3）Ploidy：倍体，原指染色体数目，流式细胞术中用来描述总的 DNA 含量。

（4）S 期含量：S 期细胞占总细胞周期的比例。

（5）Cell#：指的是用于拟合分析的细胞数，不能少于 10 000 个。

（6）限制性立方样条（restricted cubic spline，RCS）：一个统计学上的指标，用来反映所选择的模式与标本的拟合程度，0.9 ~ 3.0 为比较好的范围，而 3.0 ~ 5.0 为可以接受，小于 0.8 或是大于 5.0 都被视为不可接受。

（7）%B.A.D.：指的是背景中的碎片和聚集体所占的比率，须小于 20%。

2. DNA 倍体分析　DNA 是染色体的主要成分，生殖细胞的染色体数目被称为这一物种的单倍体数目（n），体细胞染色体数目为生殖细胞的两倍，称为二倍体（2n）。人体除少数增生代谢活跃的组织外，正常体细胞均为恒定的二倍体。大多数肿瘤细胞的染色体都有异常，表现为超二倍体（> 2n）或者亚二倍体（< 2n）。肿瘤细胞 DNA 含量通常用 DNA 指数来表示。通过流式细胞术检测细胞的 DNA 含量，进而判断是否有异倍体的出现，可以为肿瘤的早期诊断、良恶性肿瘤的鉴别、疗效评估及预后判断提供依据。

肿瘤细胞出现非整倍体与其恶性程度有关，良性肿瘤和正常组织增生不会出现 DNA 非整倍体细胞，而恶性肿瘤常会出现异倍体细胞，实体瘤以超二倍体或多倍体居多。交界性肿瘤，形态介于良恶之间，难以鉴别，如果出现异倍体，即已具有恶性特征，尽管形态学尚不能证实，也应视为恶性。

DNA 倍体分析对患者预后的判断有重要作用，二倍体及近二倍体肿瘤的预后较好，而异倍体肿瘤恶性病变的复发率、转移率及病死率均较高，是不良的预后标志。

【注意事项】

1. 送检细胞足量　建议送检细胞一定要足够量，一般要求浓度达到 1×10^6 个 /ml。如果细胞量太少，检测时样本流量相对会增大从而影响变异系数，结果也不可信。细胞量过多会导致加入的抗体或染料相对不足，结果也由此受影响。

2. 离心　尽量采用尖底的离心管和水平离心机，离心后尽量用吸管吸取上清液，不要倾倒；吸上清时最好残留 1mm 左右的水膜，不要吸完。

3. 固定　乙醇固定时细胞要充分打散，可在振荡器上一边振荡一边加乙醇，或者用手摇晃，逐滴加入乙醇,防止乙醇将细胞固定成团。

4.悬液制备 新鲜实体组织样本单细胞悬液酶处理法制备过程中,如发现组织块已分散而失去团块的形状,经摇动即可成为絮状悬液,则可取出少量液体在显微镜下观察,可见分散的单个细胞和少量的细胞团,可认为组织已消化充分。

• 思考题 •

1. 流式细胞仪检测细胞周期的原理是什么?
2. 流式细胞仪检测细胞周期的样本怎样准备?

(李晓强 杨再林)

实验三十三 计算机自动阅片系统

【实验目的】

了解计算机自动阅片系统的原理及人工复核流程。

【实验原理】

将制作、染色后的涂片置于阅片机,仪器配置的全自动扫描系统对玻片中的细胞进行扫描,计算机自动阅片系统对所扫描的细胞进行切割、智能识别和分类。自动阅片系统组成见图9-3。

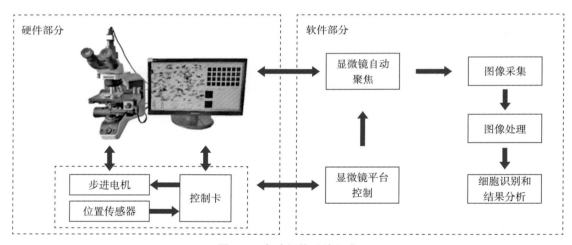

图9-3 自动阅片系统组成

【实验材料】

1.仪器 计算机、自动聚焦显微镜、配套的自动阅片软件。
2.其他 染色后的涂片。

【实验操作】

1.涂片制备 常用的制片方法有推片法和细胞离心涂片机制片。将制备好的涂片固定、染色、自然晾干备用。涂片要求薄厚适度、细胞分布均匀、结构清晰、染色效果良好。

2. 涂片扫描 每款仪器都配置有全自动显微扫描系统,仪器根据设定的玻片细胞扫描路径进行扫描或人工指定区域扫描。一般先使用低倍镜(20倍物镜)快速扫描全片,并将获取的图片进行自动整合,再转用高倍镜对细胞进行复位扫描和细胞校准。扫描结束后,获得的低倍镜和高倍镜图片均可在计算机中显示,可用于人工复核。

3. 自动阅片 目前市场比较先进的计算机自动阅片系统是基于人工智能(AI)深度学习技术或其他算法对分割的细胞进行智能识别,并将识别的细胞进行鉴别和分类。

4. 人工复核 目前基于人工智能的自动阅片系统或其他自动阅片技术尚不能完全代替人工,对于筛查出异型细胞及特殊细胞的需要人工进行复核。

【结果报告】

计算机自动阅片系统适用于白细胞分类和异型细胞筛查;对于自动阅片系统发现的肿瘤细胞或其他异常细胞,需要人工复核,必要时结合其他染色或检测技术进行判断。

【临床意义】

随着科学技术的发展,计算机自动阅片这一技术逐步成熟,在一定程度上可以节省人工或部分代替人工,在细胞学筛查方面将发挥巨大的作用。

【注意事项】

1. 制片 使用细胞离心涂片机制作的涂片,细胞收集的细胞比较集中,结构清晰,而且片膜位置固定,特别适用于计算机自动阅片;需要注意的是制片时标本浓度不宜过高、离心速度适度。

2. 染色 用于计算机自动阅片的涂片要求染色适度,不宜过深或过浅,否则可能影响细胞的识别。

3. 自动阅片 每种阅片机工作原理略有不同,使用前应详细了解仪器使用的方法、操作步骤及注意事项。

• 思考题 •

计算机自动阅片系统的原理是什么?

(闫立志 龚道元)